ÉTUDE CLINIQUE

DE

L'accouchement prématuré accidentel

suivie de

Recherches historiques et cliniques

SUR

L'ACCOUCHEMENT PRÉMATURÉ ARTIFICIEL A LYON

PAR

Le Docteur G. VAYSSETTES

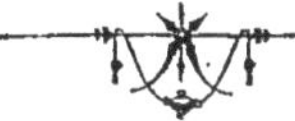

PARIS

ADRIEN DELAHAYE & ÉMILE LECROSNIER, LIBRAIRES-ÉDITEURS

PLACE DE L'ÉCOLE DE MÉDECINE

1881

ÉTUDE CLINIQUE

DE

L'ACCOUCHEMENT PRÉMATURÉ ACCIDENTEL

suivie de

Recherches historiques et cliniques

SUR

L'ACCOUCHEMENT PRÉMATURÉ ARTIFICIEL

A LYON

ÉTUDE CLINIQUE

DE

L'accouchement prématuré accidentel

suivie de

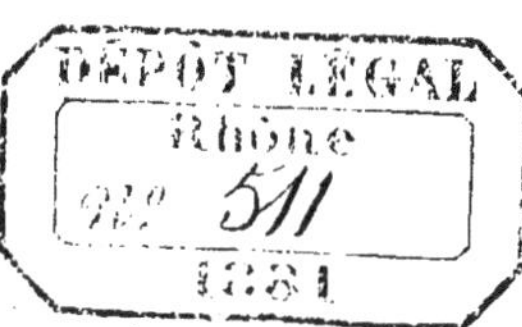

Recherches historiques et cliniques

SUR

L'ACCOUCHEMENT PRÉMATURÉ ARTIFICIEL

A LYON

PAR

Le Docteur G. VAYSSETTES

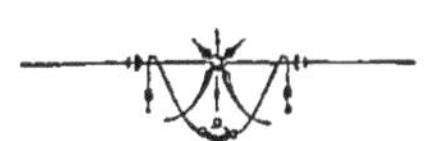

PARIS

ADRIEN DELAHAYE & ÉMILE LECROSNIER, LIBRAIRES-ÉDITEURS

PLACE DE L'ÉCOLE DE MÉDECINE

1881

INTRODUCTION

L'accouchement prématuré artificiel avait depuis longtemps attiré notre attention, et nous comptions étudier, avec quelques détails, un certain nombre de questions relatives à cette opération, lorsque M. le professeur Bouchacourt nous conseilla de prendre, comme terme de comparaison, l'accouchement prématuré accidentel. Les nombreuses observations (2,400) que ce professeur mit à notre disposition, nous firent connaître, dans les cas d'accouchement prématuré accidentel, certaines particularités dignes d'être notées, et, encouragé par le résultat que nous donnait l'examen de ces observations, nous résolûmes de donner à cette partie de plus amples développements.

Pour ne pas sacrifier les matériaux déjà recueillis sur l'accouchement prématuré artificiel, nous décidâmes de faire des recherches historiques et cliniques sur l'état de cette question, à Lyon.

Notre programme étant dès lors tracé, nous crûmes devoir examiner un plus grand nombre d'observations, afin d'obtenir des résultats de plus grande valeur. M. Delore, professeur-adjoint d'accouchements, mit à notre disposition 4500 nouvelles observations, et M. Fochier, chirurgien-major de la Charité, nous offrit à son tour toutes les siennes, s'élevant au chiffre de 2100. Avec ce nombre considérable (9000) nous crûmes pouvoir faire un travail statistique d'une certaine importance et nous nous mîmes à l'œuvre. C'est le résultat de consciencieuses recherches que nous publions aujourd'hui.

Nous avons divisé notre sujet en deux parties : Dans la première, nous étudions l'accouchement prématuré accidentel ; après un court historique, nous nous occupons des causes et du mécanisme de cet accouchement, de ses complications, des suites de couches, et, après avoir parlé des soins à donner à l'enfant, nous formulons quelques propositions qui se dégagent de l'impression qu'a laissée en nous l'étude de l'accouchement prématuré accidentel.

Dans la deuxième partie, après avoir tracé sommairement l'historique général de la question, nous étudions, dans un deuxième paragraphe, les indications qui ont décidé les accoucheurs lyonnais, à faire l'accouchement prématuré artificiel, et après avoir exposé dans un troisième, les procédés qui ont été employés, nous donnons le résultat de soixante observations d'accouchement prématuré artificiel, que nous avons pu recueillir.

Nous laissons à d'autres le soin et le mérite de compléter cette étude de l'accouchement prématuré accidentel et artificiel, regrettant que le temps et l'espace nous aient manqué pour donner plus de développements à un parallèle, qui, à lui seul, pourrait faire l'objet d'un travail important.

Avant de terminer, nous tenons à remercier notre vénéré maître, M. le professeur Bouchacourt, qui nous a témoigné le plus vif intérêt, pendant tout le temps que nous nous sommes occupé de ce travail; nous lui devons l'idée première de cette étude, un grand nombre d'observations, et des documents nombreux, qui nous ont été d'un puissant secours pendant la rédaction de ce travail; nous lui devons en outre, d'avoir reçu l'accueil le plus flatteur de tous les accoucheurs lyonnais; nous ne pouvons donc que lui exprimer le regret de ne pas nous être montré au niveau de la tâche qu'il nous avait confiée.

Nous adressons nos remercîments sincères à M. Delore, professeur-adjoint d'accouchements, auquel nous sommes également redevable. Ses leçons et ses observations nous ont été très-utiles ; M. le professeur Berne nous a donné plusieurs observations pleines d'intérêt, qu'il reçoive, ainsi que M. Laroyenne, chargé de cours, et M. Fochier, chirurgien-major de la Charité, l'expression de notre reconnaissance. MM. les docteurs Chassagny, Contamin, ancien chef de clinique obstétricale, Lacour, médecin de l'Antiquaille, Lavirotte, Poullet et Ygonin, médecin de la manufacture des tabacs, ont droit, à plusieurs titres, à notre reconnaissance. Enfin la plus grande autorité, pour nous, de la science obstétricale, M. Stoltz, l'ancien doyen de Strasbourg et de Nancy, et le grand praticien de Marseille, M. Villeneuve, sur la recommandation de notre président, nous ont communiqué de précieux documents ; nous sommes très-flatté de l'honneur qu'ils nous ont fait, nous les prierons de recevoir l'hommage de notre travail.

PREMIÈRE PARTIE

De l'Accouchement prématuré accidentel

§ I. — **Définition. — Historique**

Définition.— Sous la dénomination générale d'accouchement avant terme, on comprend l'*avortement* et l'*accouchement prématuré*. Le premier consiste dans l'expulsion de l'œuf à une époque où le fœtus n'est pas encore apte à vivre de la vie extra-utérine. L'accouchement prématuré est celui qui a lieu avant le terme normal de la grossesse, mais à une époque assez avancée de celle-ci pour que le fœtus puisse vivre hors du sein maternel. Il peut être l'œuvre de la nature, et prend alors le nom d'accouchement prématuré *naturel*, *spontané* ou *accidentel*, ou bien le résultat de l'intervention obstétricale, c'est l'accouchement prématuré *artificiel, partus arte præmaturus*. Il n'est pas facile de tracer une ligne de démarcation exacte entre l'avortement et l'accouchement prématuré, l'époque de la viabilité présentant de nombreuses variations individuelles. Aux termes des articles 312 et suivants du Code civil, l'enfant né le 180e jour de la conception est réputé viable. Il existe certainement quelques exemples d'enfants qui, venus à six mois, ont pu jouir des bienfaits de la vie : tel est le cas de Fortunio Licetti qui, venu au monde après six mois de vie intrà-utérine, vécut jusqu'à 80 ans; mais ces exemples sont tellement rares que les médecins, en désaccord avec les légistes, ont choisi le 210e jour, c'est-à-dire la fin du 7e mois comme terme de la viabilité physiologique. Quant aux limites qui séparent le part prématuré de l'accouchement à terme, elles sont également difficiles à préciser ; nous pensons qu'elles doivent être fixées au huitième mois et demi, l'expression d'accouchement *hâtif* devant être réservée pour le travail qui se déclare quelques jours seulement avant la fin du neuvième mois.

Renfermé dans ces limites, quelque peu arbitraires, nous en convenons, l'accouchement prématuré se présente avec des caractères particuliers, dont l'étude fera l'objet de cette dissertation.

Nous nous occuperons d'abord de l'accouchement prématuré accidentel.

Historique. — Les Grecs avaient remarqué que la grossesse se terminait quelquefois naturellement avant d'avoir atteint le neuvième mois, mais, en pareille circonstance, ils se préoccupaient surtout de la vie de l'enfant. Hippocrate, dans ses écrits, propageait cette erreur populaire, encore accréditée de nos jours, d'après laquelle un enfant de sept mois aurait plus de chance de vivre que celui de huit mois. Guillemeau (1) nous apprend qu'Aristote recommandait de tenir chaudement et d'envelopper pendant quarante jours l'enfant né prématurément. Mais, pendant une période de plusieurs siècles, l'art des accouchements ne fait aucun progrès. Il faut arriver jusqu'au moment où Ambroise Paré et Guillemeau, son disciple, imprimèrent, en France, une vive impulsion à la science obstétricale, pour retrouver quelque chose sur l'accouchement prématuré naturel. Guillemeau, dans le livre de la génération, consacre un paragraphe à démontrer « pourquoi le septimestre est plutôt vital que l'octimestre. » On voit que depuis vingt siècles cette question de viabilité relative n'avait pas encore été résolue.

A partir de ce moment, nous entrons dans une période d'observation, et lorsque cent cinquante ans plus tard les médecins de Londres se réunissent pour examiner la question de l'accouchement prématuré artificiel, ils se basent sur ce fait, que des femmes affectées de rétrécissement du bassin, et ayant eu des accouchements à terme laborieux, ont pu accoucher heureusement d'enfants vivants, lorsque le travail

(1) Guillemau : *œuvres : livre de la génération.*

s'est déclaré prématurément. Mais jusque là, on n'envisage que quelques points isolés de la question ; les traités classiques d'accouchements, même de nos jours, sont très-sobres de détails à ce sujet, et il faut arriver en 1866, époque à laquelle le docteur Rousse soutient, devant la Faculté de médecine de Montpellier, sa thèse inaugurale sur l'accouchement prématuré naturel et artificiel (1) pour trouver, dans la première partie de ce travail, une étude synthétique et clinique du part prématuré accidentel. Depuis cette époque, Stolz a donné son remarquable article du dictionnaire de médecine et de chirurgie,(2) et le Dr Guéniot a fait, en 1873, à l'hôpital des Cliniques, un certain nombre de leçons sur lesquelles nous reviendrons prochainement (3).

On le voit, la question de l'accouchement prématuré accidentel a fort peu attiré l'attention des accoucheurs; ce qui a été écrit jusqu'ici ne contient que des vues générales sur cette question, à laquelle nous allons donner de plus grands développements.

§ II. — **Fréquence. — Etiologie**

FRÉQUENCE.— L'accouchement prématuré accidentel s'observe assez fréquemment. Guéniot, dans les leçons dont il a déjà été question, dit qu'à la clinique

(1) ROUSSE, in *De l'accouchement prématuré,* thèse de doctorat, Montpellier, 1866.

(2) STOLTZ, *Dictionnaire de médecine et de chirurgie pratiques,* art. Accouchement.

(3) GUÉNIOT, Leçons faites à l'hôpital des Cliniques, *recueillies par Chantreuil,* Paris, 1873

obstétricale, la proportion d'accouchements prématurés, dits spontanés, est quelquefois telle, qu'elle représente plus de la moitié du chiffre des accouchées. Nous avons fait à ce sujet un travail de statistique qui porte sur le chiffre de neuf mille accouchements. Sur ce nombre, nous avons trouvé sept cent quatre-vingt-deux accouchements prématurés accidentels, soit 8,69 0/0 ou 1 sur 11 1/2 environ. Nous nous croyons fondé à dire que ces chiffres représentent la vérité, car le percentage, fait sur trois séries d'observations d'origine différente, nous a donné des résultats très approximativement identiques.

ETIOLOGIE. — L'étiologie de l'accouchement prématuré accidentel est une des parties les plus intéressantes de cette question. Les causes du part prématuré sont assez souvent obscures ; c'est d'ailleurs quelquefois sous l'influence simultanée de plusieurs d'entre elles que se déclare le travail ; mais, dans un certain nombre de cas il est assez facile de les saisir, et si l'on peut en juger d'après le résultat que nous a donné l'examen attentif de nos observations, nous croyons pouvoir avancer qu'on peut remonter à la cause première dans un peu plus de la moitié des cas. Ces causes peuvent êtres locales ou générales. Sont-elles locales ? C'est tantôt dans un état pathologique des organes de la génération ou de leurs annexes qu'il faut les chercher, tantôt dans un état morbide du fœtus ou de ses annexes. Sont-elles générales ? Leur action, ainsi que l'indique Guéniot (1), est lente, in-

(1) GUÉNIOT, *loco citato*.

directe, mais aussi ininterrompue ; les causes générales sont, d'après Stoltz, les plus nombreuses, mais aussi les plus difficiles à découvrir (1). Locales ou générales, elles peuvent être préexistantes à la grossesse, venir avec elle ou dans son cours. Elles agissent tantôt sur l'organisme maternel, tantôt sur le fœtus, quelquefois sur tous les deux.

Parmi les causes générales, signalons les causes professionnelles; nous entrerons dans certains détails relativement à quelques-unes d'entr'elles. L'état constitutionnel du père peut aussi être incriminé dans certains cas. Nous aurons à examiner cette question.

Disons enfin que, de même que l'avortement, l'accouchement prématuré accidentel se présente souvent dans la pratique nosocomiale par séries ; après l'apparition d'un certain nombre de cas, on remarque une période, la plupart du temps assez longue, pendant laquelle il est assez rare de constater des cas isolés. Ceci n'a cependant rien d'absolu et nous ne l'enregistrons que pour être complet.

Il n'est pas facile de classer méthodiquement les causes qui provoquent l'expulsion prématuré de l'œuf; nous adopterons la classification suivante, qui, si elle n'est pas irréprochable, a le mérite de la simplicité et nous paraît d'ailleurs la plus naturelle. Nous admettons des causes *locales* et des causes *générales*. Les premières seront divisées en causes : 1° *tenant à la mère*, 2° *tenant au fœtus*.

Sous la dénomination de causes générales, nous

(1) Stoltz, *loco citato*.

comprendrons les affections de l'organisme aiguës ou chroniques et les accidents ou les professions qui ont une influence manifeste.

Nous les divisons en causes : 1° *tenant à la grossesse*; 2° *indépendantes de la grossesse*; 3° *professionnelles*.

1° **Causes locales tenant à la mère.**—Stoltz dit que *le peu de volume de l'utérus*, dans l'état de vacuité, indique que l'étoffe manque pour une dilatation suffisante, et peut amener l'expulsion prématurée de l'œuf (1). D'après lui, *la raideur de la fibre de la substance propre* (chez les personnes avancées en âge, par exemple), *la fatigue de l'organe par des grossesses antérieures*, *le peu de résistance de son col*, par suite de déchirures profondes pendant l'accouchement, peuvent donner lieu à un travail prématuré. Nous possédons un certain nombre d'observations d'accouchement prématuré concernant des femmes âgées c'est-à-dire ayant environ 40 ans. Chez elles l'enfant vient souvent mort et les présentations du siége sont relativement plus fréquentes. On a noté aussi un défaut de résistance des parties molles chez les femmes très-jeunes, et comme conséquence, un travail très rapide. Il ne nous a pas paru qu'elles fussent plus exposées que les autres à accoucher prématurément, mais toutes les fois que le travail s'est déclaré avant la fin de la grossesse, chez des femmes ayant moins de vingt ans, il a été rapide, malgré l'état de primiparité et

(1) Stoltz, *loco citato*.

n'a duré en moyenne que six heures et demie. Une jeune fille de 14 ans, enceinte de sept mois, accoucha en six heures de deux filles faibles, venues l'une en première position du siége et l'autre en quatrième du vertex. Une autre de 18 ans eut un travail tellement rapide, que l'accouchement se fit dans la rue, et la femme arriva à la maternité portant dans ses jupons un enfant mort.

On a signalé encore comme cause d'accouchement prématuré le *rhumatisme utérin*, connu depuis l'étude qu'en a faite Dezeimeris. Rousse (1) cite l'observation d'une dame qui, entrée à la clinique médicale de l'hôpital Saint-Éloi, eut plusieurs accès de rhumatisme utérin, qui, à cinq mois, firent craindre un avortement. Pendant le séjour de cette dame à l'hôpital, on put enrayer plusieurs fois un commencement de travail; enfin, à huit mois de grossesse, de violents accès de rhumatisme déterminèrent des contractions utérines très-vives. La malade fut portée à la clinique obstétricale, où elle mit au monde un enfant vivant.

On a cité l'*hydrorrhée* comme pouvant abréger la durée de la grossesse ; il en est de même du *prolapsus utérin* qui nous paraît être une cause plus efficace d'accouchement prématuré; mais ce sont surtout les *tumeurs utérines*, ou des annexes, dont le voisinage produit de fâcheux résultats. Stoltz (2), cite des tumeurs fibreuses, qui, se développant dans les parois de la matrice, agissent en empêchant la distension complète de cet organe. Certaines tumeurs des an-

(1) Thèse citée.
(2) Stoltz, *loco citato*.

nexes, les kystes de l'ovaire, par exemple, ont aussi une action manifeste, qui s'explique souvent par une compression, d'autant plus efficace, qu'elle est continue. Nous en avons retrouvé deux cas dans lesquels l'accouchement eut lieu à sept mois et demi ; les enfants vinrent dans un état de faiblesse native très prononcée. Une des mères ne tarda pas à succomber. Cependant la présence d'un kyste ovarique ne produit pas fatalement ces fâcheux résultats. Voici l'observation sommaire d'une dame qui, malgré la coexistence d'un kyste et de plusieurs conditions défavorables, accoucha heureusement d'un enfant vivant et *à terme*.

Clotilde M., 28 ans, ouvrière dans une fabrique de draps, entre à la Charité (service de M. Delore), le 22 juillet 1869. Menstruation régulière, établie à 16 ans. Le mariage date de 3 ans. Une première grossesse se termine à 6 mois, l'enfant vit 13 jours. En juillet 1868, nouvel accouchement à 7 mois et demi. L'enfant ne vit que dix minutes. Vers le milieu de février 1868, pendant cette deuxième grossesse, la malade s'aperçoit qn'elle porte dans la fosse iliaque gauche une tumeur qu'elle distingue facilement de l'utérus gravide, et qui a le volume de deux poings. Cette tumeur semble diminuer après l'accouchement, et se réduire au volume d'un poing, apparence due sans doute à la diminution du volume de l'utérus. Le 12 novembre 1868, dernière apparition des règles; une troisième grossesse commence, et le 22 juillet 1869, Clotilde M... se présente à la Charité. Elle vient, à ce moment, de faire en 75 jours de marche, le trajet d'Elbeuf à Lyon ; douleurs abdominales assez vives, fatigue très-prononcée. Quatre jours de repos. La malade repart le 26 pour Vienne, où elle va rejoindre son mari, et revient le 31 très-fatiguée ; inquiétude profonde, par moments mouvement fébrile assez prononcé, herpès labialis, douleurs s'irradiant dans la cuisse droite, surtout à la face externe.

Un nouvel examen donne les mêmes résultats que celui qui avait été fait pendant le premier séjour. Ventre énorme retombant en besace au devant du pubis. Deux tumeurs bien distinctes se trouvent séparées par un sillon, l'une, à droite, est due à l'utérus; l'autre est à gauche, on reconnait qu'elle est due à la présence d'un kyste. Cette dame demeure quelques jours dans cet état, se plaignant surtout d'une douleur assez vive au niveau de la fosse iliaque droite, douleur que la pression exagère d'une façon notable, et arrive ainsi jusqu'au 15 août, époque à laquelle elle accouche d'un garçon vivant et *à terme*. Le 4 octobre de la même année cet enfant est reporté à la Charité, par sa mère, qui elle-même déclare entrer à l'Hôtel-Dieu, où il ne nous a pas été possible de la retrouver.

Nous ferons remarquer, pour compléter cette observation, que cette dame était déjà prédisposée à accoucher prématurément par ses deux accouchements antérieurs qui avaient eu lieu avant terme.

La *Congestion utérine* est évidemment une cause capable de provoquer l'expulsion de l'œuf avant sa complète maturité. Elle est surtout fréquente dans les premiers mois de la grossesse chez les femmes sanguines, pléthoriques, abondamment réglées, qui continuent à éprouver, par une sorte d'habitude physiologique, un certain nombre des phénomènes concomitants de l'écoulement menstruel. Toutes les causes capables de produire cette congestion pourront donc être incriminées. L'une des plus communes est, sans contredit, l'*abut du coït*. Il résulte de cet abus, pour les organes contenus dans le bassin, un état pathologique spécial, dû à une sorte de traumatisme que Jacquemier propose d'appeler conjugal (1). C'est à ce traumatisme conjugal que sont dues les hémorrhagies du voyage de noces et les avortements fréquents des jeunes mariées. M. Delore raconte, dans ses cours, un cas intéressant de ce genre de traumatisme. Pendant son majorat à la Charité, ce professeur eut un jour à s'enquérir, auprès d'une prostituée, de la cause de son avortement et obtint, non sans quelque peine, la réponse suivante : « C'est un monsieur qui a poussé trop profond. » Depuis le vieillard de Cos, qui recommandait la plus grande modération pendant la grossesse, un grand nombre d'auteurs ont longuement disserté sur cette grave question. L'un d'entr'eux voulant exprimer cette pensée que « ce qu'Amour a fait, Amour peut le défaire, » a plaisamment comparé le coït à Saturne qui dévorait ses enfants. Claude Quillet, dans la Callipédie (2) et Scévole Sainte-Marthe, dans la Pœdotrophie (3), ont longuement insisté sur les funestes effets de l'acte vénérien trop fréquemment répété, mais c'est Mauriceau, qui est l'adversaire le plus acharné du coït pendant la grossesse. Il craignait surtout la compression du ventre. Dionis plus expert que lui en pareille matière, disait que le mari et la femme prenaient leurs mesures pour éviter cette compression, et il raillait malicieusement son parent de la manière suivante : « j'ajouterai, disait-il, que Mau-

(1) Jacquemier; art. avortement; *in Dict. encyclopédique des Sciences médicales.*

(2) Claude Quillet. *Callipœdiæ*, liber tertius.

(3) Scévole Sainte-Marthe, *Pœdotrophiæ*, liber primus.

riceau ne peut point avoir fait ces observations par lui-même, n'ayant jamais pu avoir un seul enfant en quarante-six années de mariage. Pour moi, qui ai une femme qui a été grosse vingt fois, et qui m'a donné vingt enfants, dont elle est accouchée à terme et heureusement, je suis persuadé que les caresses du mari ne gâtent rien (1). »

Bastin, dans sa thèse sur la congestion utérine pendant la grossesse, (2) cite l'observation, due à Matteï, d'une dame qui, après avoir eu plusieurs assauts amoureux très-vifs avec son mari, éprouva des symptômes de congestion utérine très intense, accompagnés de phénomènes sympathiques du côté du tube digestif, nausées, vomissements, ventre gonflé et sensible. Quinze jours après, dans les mêmes circonstances, mêmes accidents. Cette dame dut cependant à un traitement approprié de ne pas accoucher prématurément.

Parent-Duchâtelet (3) a établi que, contrairement à l'opinion publique, les prostituées conçevaient fréquemment, mais il n'y en aurait que 21 sur 1000 qui accoucheraient à terme. Dans les prisons, d'après le même auteur, les accouchements de 7 à 8 mois seraient fréquents, mais plus fréquents encore y seraient les avortements.

(1) Dionis : *Traité général des accouchements* qui instruit de tout ce qu'il faut faire pour être habile accoucheur, par M. Dionis, premier chirurgien de feues Mesdames les Dauphines et maître chirurgien juré à Paris. Livre second, chapitre IV, du gouvernement de la femme grosse. Paris, 1718.

(2) Bastin, *de la congestion utérine pendant la grossesse*, thèse de doctorat, Paris 1861.

(3) Parent Duchâtelet, cité par Jacquemier, in *Dictionnaire encyclopédique* des sciences médicales, art. Avortement.

Le coït trop fréquemment répété est donc une cause puissante d'avortement ; nous ne pensons pas qu'il puisse avoir une influence aussi marquée dans les derniers mois de la grossesse ; cependant nous n'hésitons pas à admettre qu'il peut devenir cause déterminante chez toute femme prédisposée ; et toutes les fois qu'un commencement de travail prématuré sera prêt à se déclarer, la surexcitation génitale due au coït immodéré ne pourra être qu'un puissant adjuvant, dans le neuvième mois surtout, époque à laquelle l'utérus est si disposé à se contracter sous la plus légère influence.

Nous avons retrouvé un certain nombre d'observations d'accouchement prématuré concernant des femmes qui avaient été réglées pendant plusieurs mois et même pendant toute la durée de leur grossesse. Nous ne pensons pas que cette aberration physiologique puisse troubler la marche de la gestation, car on voit des femmes que la persistance des menstrues n'empêche pas d'accoucher à terme. Nous croyons au contraire, que chez certaines femmes pléthoriques et sanguines, il se produit ainsi une déplétion utile des parois utérines. Nous ferons remarquer que chez les femmes qui font l'objet de nos observations, l'accouchement prématuré n'a pas fatalement coïncidé avec la période du flux cataménial et qu'elles ont donné le jour à des enfants vivants.

2° **Causes locales tenant au fœtus ou à ses annexes.** — *La grossesse gémellaire* se termine fréquemment vers le 7e ou le 8e mois. Nous avons relevé sur nos 782 observations d'accouchement prématuré, 31 cas de grossesse gémellaire terminée avant le neuvième mois. Ces 31 cas forment un peu moins du tiers de 99, chiffre total des grossesses gémellaires que nous avons retrouvées dans nos neuf mille observations. En un mot, sur 3 cas de gémellarité, il y en a à peu près un qui se termine prématurément. Sur les 31 cas dont il est question, 17 fois la grossesse n'a pas atteint le 8e mois et deux fois seulement elle l'a dépassé de quelques jours. Les primipares et les multipares se partagent par moitié ces accouchements gémellaires prématurés.

Les *tumeurs du fœtus* agissent de la même manière que la grossesse gémellaire, en produisant, de bonne heure, une distension exagérée de l'utérus. Verneuil présenta en 1875 à l'Académie de médecine un fœtus atteint de « Tumeur congénitale polycystique insérée à la symphise du maxillaire inférieur et à la face inférieure de la langue. » L'accouchement avait eu lieu spontanément à 8 mois ; pendant le travail qui avait duré 48 heures, la tumeur s'était séparée du fœtus, en quelque sorte par arrachement. Elle fut expulsée après l'enfant, qui était du sexe féminin, et mort, probablement depuis quelques heures. Cette tumeur pesait 670 grammes.

Toutes les *maladies fœtales* peuvent être une cause de travail prématuré. Dans nos observations nous n'avons trouvé qu'un cas de péritonite du fœtus qui fut expulsé à sept mois et demi. La mère de Mauriceau avait soigné l'aîné de ses enfants qui mourut de variole. Le lendemain de cette mort, elle accoucha, prématurément de Mauriceau qui portait cinq ou six grains caractérisés de petite vérole.

La *mort de l'enfant* n'est pas incompatible avec un séjour assez prolongé de celui-ci dans l'utérus. Si les membranes sont intactes, il peut y séjourner sans danger pour la mère, on a vu des fœtus dont l'état de macération indiquait un séjour d'un mois et plus, après leur mort, dans le sein maternel. Dans le cas de rupture des membranes, il se passe des phénomènes de putréfaction, très-redoutables pour la mère et qui nécessitent une prompte intervention obstétricale; mais dans l'un et l'autre cas on voit fréquemment l'expulsion se faire à une époque assez rapprochée de la mort; l'utérus se débarrasse ainsi du produit de la conception, sans que l'on puisse toutefois assimiler cette expulsion à celle d'un corps étranger.

Les *maladies du placenta* amènent, la plupart du temps, la mort du fœtus. Les *hémorrhagies utéro-placentaires*, dues à des décollements partiels de cet organe, sont fréquentes, mais ne compromettent pas fatalement la vie de l'enfant; elles peuvent être très limitées, et, dans ce cas, la partie intacte du placenta est suffisante pour faire les frais de la circulation; mais, lorsque l'hémorrhagie a lieu sur une vaste surface, ou si les foyers apoplectiques isolés sont très nombreux, les troubles circulatoires qui en résultent amènent rapidement la mort des fœtus. Dans le cas de décollement soit du placenta soit des membranes, le sang peut se faire jour à l'extérieur, mais la gravité du pronostic reste toujours subordonnée à l'étendue de la surface décollée.

L'*Insertion vicieuse* de cet organe est une des causes les plus redoutables d'accouchement prématuré, et nécessite, la plupart du temps une intervention très-active de l'accoucheur.

La *rupture prématurée des membranes*, due, soit à leur faible résistance, soit à leur distension exagérée, dans les cas d'hydramnios, par exemple, provoque un travail à peu près immédiat. On comprend que, dans ce cas, la vie de l'enfant est fortement compromise.

L'*Hydramnios* se termine souvent par l'accouchement prématuré ; la plupart du temps, elle reconnait pour cause la syphilis, qui agit de concert avec elle. Le mode d'action de l'hydramnios est le même que celui de la grossesse gémellaire. On a dit que la quantité exagérée des eaux coïncidait presque toujours avec la présence d'un enfant du sexe masculin ; nous avons trouvé, dans les cas de ce genre, autant de filles que de garçons.

L'hydramnios est sujette à récidive. Voici, à ce sujet, une observation des plus intéressantes que nous devons à l'obligeance de M. le docteur Lavirotte :

Madame B. a fait à 18 ans un mariage consanguin. Elle a eu depuis six grossesses, qui toutes se sont terminées par l'accouchement prématuré à sept mois, par suite de l'immense quantité des eaux. Sur les quatre derniers enfants, trois sont venus par le siège. Tous ont vécu ; l'un 8 jours, un autre un mois, deux autres quelques heures. Le cinquième, venu à sept mois moins huit jours est encore vivant, il a 17 ans et est bien portant ; maigre et chétif pendant les deux premiers mois de la vie extrà-utérine, ce ne fut que vers le dixième mois qu'il prit bonne santé. Le sixième enfant, venu pendant une grippe de la mère, était mort. Le travail a été d'ordinaire court, la délivrance n'a présenté rien de particulier.

Le journal de médecine d'Anvers (mars 1843) cite l'observation d'une dame qui, réglée à 15 ans, mariée à 17, eut 8 avortements, une parturition prématurée et un accouchement à terme d'un enfant mâle très fort. L'hydramnios était la cause de l'accouchement avant terme. Ce fut en privant autant que possible la femme de boissons, en la traitant par le nitrate de potasse, le laudanum et le repos qu'on obtint le dernier accouchement à terme.

Telles sont les causes qui agissent localement; nous allons commencer maintenant l'étude des causes générales.

1° Causes générales tenant à la grossesse. — *Vomissements incoercibles.* Les vomissements n'offrent pas, en général, beaucoup de gravité; ils sont surtout très-fatigants pour la mère, mais dans quelques cas, rares il est vrai, ils se présentent avec une fréquence et une violence telles, qu'ils peuvent se terminer par la mort de la mère, si la nature ou l'art n'interviennent pas pour débarrasser l'utérus de son contenu. Dans ces cas, la nature vient souvent en aide à l'accoucheur et l'on a vu le travail se déclarer prématurément, alors que la question d'intervention obstétricale était posée.

La *constipation*, souvent des plus opiniâtres, qui accompagne la grossesse, peut être quelquefois incriminée; il est vrai que son action est locale. Une *diarrhée très abondante* peut aussi produire les mêmes effets ; nous en possédons un certain nombre d'exemples. On peut en dire autant de la *dysenterie.*

L'*eclampsie*, lorsqu'elle se montre avant la fin de la grossesse, provoque assez souvent l'expulsion prématurée du produit. Si les crises sont rapprochées, il y a indication d'activer artificiellement le travail. C'est ce qui fut fait à la clinique obstétricale chez une primipare, enceinte de huit mois, qui donna le jour à un enfant mort et succomba elle-même. Une deuxième eut la chance de survivre, après avoir donné le jour à un enfant vivant.

2° Causes indépendantes de la grossesse. — Faut-il faire entrer l'*hérédité* en ligne de compte? Nous sommes très-disposé à l'admettre. « La mère, dit Jacquemier, (1) peut transmettre à sa fille sa disposition à avorter par hémorrhagie, ou par une excitabilité anormale de l'utérus ou des ovaires. » Ce qui est vrai pour l'avortement peut l'être pour l'accouchement prématuré, ce dernier n'étant, jusqu'à un certain point, qu'un avortement retardé.

M. le docteur Contamin, ancien chef de clinique obstétricale de la faculté, nous a cité l'exemple d'une dame qui a eu six grossesses ; trois se sont terminées à sept mois. Sa fille, actuellement enceinte, à accouché une première fois à sept mois, sans aucune cause connue. Signalons tout de suite la *prédisposition* des femmes ayant accouché une première fois prématurément, à voir leurs grossesses suivantes ne pas

(1) JACQUEMIER, loco citato

arriver à terme. C'est ce que Stoltz (1) a appelé *l'accouchement prématuré habituel*. On a dit qu'à mesure que les grossesses se multipliaient chez ces femmes ainsi prédisposées, elles avaient plus de chance d'arriver à une époque un peu plus rapprochée du terme. Ceci n'a rien d'absolu. Nous possédons un grand nombre d'observations qui ne confirment nullement cette opinion. Raffaële a présenté dans un congrès scientifique italien une observation très-intéressante d'accouchement prématuré habituel. Nous regrettons vivement de ne pouvoir la retrouver. Il s'agit d'une dame qui dans neuf grossesses successives accoucha à huit mois et demi d'un enfant mort; quelques jours avant elle cessait de perçevoir les mouvements actifs du fœtus, et par l'auscultation on pouvait suivre les progrès de l'affaiblissement des bruits du cœur, qui finissaient par disparaître complètement. Cazeaux cite aussi le cas d'une femme bien portante qui eut treize grossesses successives, pendant lesquelles le fœtus succomba dans le dernier mois de la vie intra-utérine, sans cause appréciable. Il y avait là, évidemment, indication formelle de provoquer artificiellement l'accouchement prématuré.

On a dit que les multipares avaient plus de tendance que les primipares à accoucher prématurément. Nos chiffres donnent des résultats contraires. L'examen d'un nombre considérable d'observations nous à démontré que sur cent femmes qui accouchaient à la clinique, 42 étaient multipares; or sur

(1) Stoltz *loco citato*.

cent cas d'accouchement prématuré accidentel 38 seulement se rapportent à des multipares. L'état de *multiparité* serait donc moins compatible que celui *primiparité* avec l'expulsion prématurée de l'œuf. Toutefois cette question ne peut être éclaircie nettement par les statistiques fournies par une maternité ou un service de clinique obstétricale, où les cas d'avortement sont généralement plus rares que dans la pratique civile ou dans d'autres services d'hôpitaux. Monsieur le professeur Bouchacourt est fondé à croire, que si l'avortement est, toutes choses égales d'ailleurs, plus fréquent chez les primipares, l'accouchement prématuré accidentel serait, au contraire, plus commun chez les multipares. Cependant il reconnait que cette question, qui lui parait difficile à résoudre, a besoin d'être éclairée par de nombreuses et nouvelles observations.

Les *mauvaises conditions hygiéniques*, l'*alimentation insuffisante,* la *chloro-anémie*, les *préoccupations tristes des filles-mères*, sont autant de causes qui, souvent compagnes inséparables, agissent isolément ou de concert pour abréger le terme de la grossesse. On voit souvent, chez une *mère moribonde* le travail se déclarer prématurément dans les derniers temps de la vie, comme si, l'organisme prêt à s'éteindre, voulait assurer l'œuvre qu'il a entreprise.

Toutes les *cachexies* jouent un rôle puissant dans l'étiologie de l'accouchement prématuré. Les cachexies *cancéreuse*, *vénérienne*, *paludéenne*, *saturnine*, etc. ont une influence des plus fâcheuses sur la vie de l'enfant. Quinze femmes atteintes de syphilis ont prématurément donné le jour à seize enfants ; huit seulement sont venus vivants, faibles pour la plupart, les autres huit étaient macérés ; deux d'entr'eux étaient le produit d'une grossesse gémellaire. Nous possédons deux observations d'accouchement avant terme pendant le cours d'une *fièvre intermittente* ; l'un eut lieu à trois mois et le deuxième à huit mois. Il paraît démontré que dans ce cas les douleurs apparaîtraient pendant la période algide.

Citons les *fièvres éruptives*, la variole surtout. Sur trois cas de variole ayant interrompu le cours de la grossesse, une fois la mère succomba, après avoir donné le jour à un enfant faible, une autre mit au monde un enfant mort et guérit elle-même ; une troisième résista également et accoucha de deux enfants vivants.

La *grippe*, le *choléra*, la *dysenterie* abrègent la durée de la grossesse. La première agit surtout par les quintes extrêmement violentes dont les malades sont tourmentées. Disons à ce sujet que nous possédons trois cas dans lequels une *toux extrêmement fatigante* parut être l'unique cause du travail prématuré.

Grisolle (1) avait observé cinq cas de *pneumonie* sur des femmes grosses de sept à neuf mois, quatre accouchèrent prématurément entre le septième et le quinzième jour ; la cinquième mourut le sixième jour avant d'accoucher.

Signalons aussi l'influence de la *fièvre typhoïde* ; elle serait peut-être un peu moins marquée que celle de la pneumonie.

(1) GRISOLLE. — *Traité de la pneumonie*, 2e édit., 1864.

Les docteurs Saint-Vel (1) et Bardinet (2) ont fait connaître séparément les effets de *l'ictère* sur le produit de la conception, observés pendant les épidémies de la Martinique et de Limoges. Pour Bardinet, lorsque l'ictère offre un premier degré de malignité, il constitue ce qu'on pourrait appeler *l'ictère abortif*, et détermine soit un avortement soit un accouchement prématuré, sans autres suites fâcheuses, mais la mort de la mère et de l'enfant sont le résultat de l'ictère franchement malin.

La *phthisie*, qui provoque prématurément le travail, ne parait pas donner une morti-natalité aussi considérable que la syphilis, par exemple; ainsi sept femmes manifestement phthisiques ont accouché d'enfants, faibles il est vrai, mais vivants. L'une d'entre elles, parvenue à la période ultime, a donné le jour à un enfant vivant et a succombé quelques heures après.

Les recherches de Durosiez et de Macdonald Angus (3), ne laissent aucun doute sur les effets des *lésions organiques du cœur*; leur influence se fait sentir dans le plus grand nombre de cas.

Nous avons un certain nombre d'observations d'accouchements prématurés consécutifs à une *vive frayeur*. D'ailleurs toutes les *émotions morales vives* ont une influence manifeste. Au dire de Gardien,

(1) Saint-Vel. — *Gazette des Hôpitaux*, 20 novembre 1862.

(2) Bardinet. — *Mémoire sur une épidémie d'ictère grave qui sévit à Limoges, d'octobre 1859 à mars 1860.*

(3) Voyez Dujardin-Beaumetz. — *Leçons de clinique thérapeutique professées à l'hôpital Saint-Antoine.*

Baudelocque rappelait dans ses leçons, que pendant les huit premiers jours qui suivirent l'explosion de la poudrière de la plaine de Grenelle, il avait été appelé pour soixante-deux femmes en péril ou en état d'avortement. Lors de cette forte détonation, l'épouvante qui se joignit à la commotion, fit périr plusieurs fœtus dans le sein de leur mère et détermina chez un millier d'autres femmes, qui n'étaient pas enceintes, des spasmes, des accès d'hystérie, des mouvements convulsifs, etc.

Saucerotte avait avancé que *l'altitude* retardait la menstruation et favorisait la terminaison de la grossesse avant le neuvième mois; pour en prévenir les effets, il faisait descendre les femmes enceintes dans la plaine; mais une observation plus exacte paraît démontrer que l'altitude n'a aucune influence.

Nous avons une observation, concernant une dévideuse, qui accoucha prématurément de son sixième enfant, se trouvant en état d'ivresse; l'enfant, qui mourut en naissant, était bien constituée, pesait 3 k. 200 et présentait une coloration générale lie de vin ; à sa naissance elle vomit du sang en assez grande quantité, ses mains étaient contractées, ses doigts énergiquement pliés dans la paume des mains. Nous ne saurions dire quelle part doit revenir à l'*ivresse*, en pareille circonstance. Maslieurat-Lagémart, que cite Cazeaux, a publié l'observation très curieuse, de cette dame, qui, dans huit grossesses successives, éprouva des *démangeaisons générales* tellement fortes, qu'elles provoquèrent chaque fois le travail avant la fin de la grossesse. Ces démangeaisons qui, à chaque nouvelle grossesse, se manifestaient à une époque différente, occupaient tout le corps, sauf la paume des mains qu'elles envahirent en dernier lieu. Le docteur Rousse, cite, dans sa thèse, l'observation d'une femme, qui, à la suite de démangeaisons générales intolérables, dues à la présence de l'acarus scabiei, accoucha prématurément à huit mois; nous avons remarqué la présence relativement fréquente de ce parasite sur des femmes dont la grossesse se terminait avant d'avoir accompli ses périodes, mais nous n'avons vu dans ce fait qu'une simple coïncidence.

Les *coups violents*, les *chutes*, les *secousses vives* provoquent très-fréquemment l'accouchement prématuré. Généralement les femmes enceintes tombent sur le siège, fort peu sur le ventre (Bouchacourt). Les coups violents peuvent reconnaître toute origine, être même l'effet d'une correction maritale. Nous en possédons un exemple, dans lequel cette correction produisit des effets plus rapides que les douches de Kiwisch.

L'accouchement prématuré consécutif à une chute ou à un traumatisme quelconque donne souvent un enfant mort. Sur 45 cas de ce genre, 11 fois l'enfant est venu mort, quelquefois dans un état de macération très-avancée, car il est à remarquer qu'une chute ne détermine que très-rarement l'expulsion immédiate. La femme, à partir de ce moment, se plaint de douleurs dans les reins, dans les aines, survient une hémorrhagie plus ou moins considérable, mais qui n'est pas constante, les mouvements fœtaux cessent de se faire sentir et le travail ne se déclare qu'un certain nombre de jours après l'accident; nous avons remarqué des cas dans lesquels les douleurs n'ont débuté que quinze ou vingt jours après.

3° **Causes Professionnelles.** — Il paraît que l'avortement et l'accouchement prématuré sont fréquent chez les ouvriers qui manient les composés plombiques; l'*intoxication saturnine* aurait une influence telle sur le produit de la conception, qu'elle causerait des résultats aussi fâcheux, même lorsque le mari seul serait atteint par l'intoxication.

Lizé, du Mans, a observé (1) chez les ouvrières employées au *sécrétage*, (profession mercurielle) des avortements, des accouchements prématurés et une morti-natalité considérable.

D'après Delpech (2), les ouvrières occupées à l'industrie du caoutchouc soufflé, avortent fréquemment par suite de l'influence du sulfure de carbone.

Il est peu de questions professionnelles dont l'étude ait donné lieu à des conclusions aussi différentes que celle des *ouvrières employées dans les manufactures des tabacs*. Pour les uns, le séjour dans ces manufactures serait une cause fréquente de stérilité, les femmes qui y seraient occupées seraient réglées plus abondamment, et elles mèneraient rarement

(1) Proust, *traité d'Hygiène*, page 203.
(2) Delpech. *L'industrie du caoutchouc soufflé*. Paris 1863.

une grossesse à bonne fin. Pour d'autres, l'influence du tabac sur les fonctions utérines serait des plus problématiques.

Le docteur Ygonin, médecin depuis quarante-six années de la manufacture des tabacs, a bien voulu nous donner quelques détails sur ce qu'il a observé à Lyon. D'après lui, les ouvrières de la manufacture sont loin d'être affligées de stérilité, car non seulement celles qui sont mariées, mais encore et surtout celles qui ne le sont pas, font des enfants. La menstruation y est régulière. Sur 190 femmes, 163 ont eu des enfants à terme, de un jusqu'à onze ; 17 seulement ont eu des fausses couches de 2 à 7 mois et 10 n'ont jamais eu d'enfants. On a pu retrouver la cause de l'avortement dans les 17 cas dont il s'agit. On a dit que les filles-mères se faisaient admettre dans les manufactures des tabacs, croyant que ce dernier avait une influence sur la grossesse, et heureuses de trouver un moyen abortif que le code pénal n'atteignait pas. Il n'est pas inutile de faire remarquer, à ce sujet, que toute femme se présentant à la manufacture de Lyon, en état de grossesse, n'y est pas admise, en raison des troubles divers que le tabac produit pendant les deux ou trois premiers jours chez les ouvrières nouvellement venues; il y aurait peut-être lieu d'incriminer le tabac, si, en pareil cas, survenait un accouchement avant terme ; mais les femmes qui deviennent mères pendant qu'elles sont à la manufacture, y étant déjà admises avant le commencement de leur grossesse, n'ont pas à redouter ces accidents du début, qui, d'ailleurs, disparaissent après le troisième jour. Le docteur Lebail, médecin de la manufacture du Mans, n'a pas reconnu d'influence perturbatrice du tabac sur la grossesse. Le docteur Delaunay, après une enquête faite auprès des sages-femmes du quartier du Gros-Caillou, admet au contraire cette influence, et pour lui, les enfants des femmes arrivées à la fin du neuvième mois seraient frappés d'une mortalité considérable, quand ils seraient nourris par leurs mères. Le docteur Ygonin a remarqué que les mères de famille honnêtes et consciencieuses, qui nourrissent elle-mêmes leurs enfants, les voient grandir dans des conditions de santé excellentes, tandis que ceux qui demeurent chétifs, souffreteux, amaigris, doivent cette triste situation aux conditions hygiéniques détestables dans lesquelles les placent leurs mères, peu soucieuses de leurs devoirs. Dernièrement, le docteur Jacquemart a publié le résultat de ses observations (1). D'après lui l'expulsion prématurée de l'œuf serait très fréquente et un nombre considérable d'enfants succomberaient dès les premiers jours. Sur 100 grossesses il aurait trouvé 45 avortement ou accouchements prématurés 15 enfants o/o seraient morts quelques heures après leur naissance, En présence d'affirmations aussi contradictoires, nous nous bornerons à enregistrer le résultat que nous a donné l'examen de treize observations concernant des ouvrières de la manufacture des tabacs. Douze ont accouché à terme ; une seule a dû l'interruption prématuré de la grossesse à une chute qui a provoqué d'une façon très rapide l'expulsion du fœtus.

(1) *Paris-médical*, 2 juin 1880.

Garimond, dans son traité de l'avortement (2), dit qu'il a observé seize cas de femmes enceintes se livrant au travail des *machines à coudre.* Toujours la grossesse a accompli ses périodes avec régularité; une seule fois cependant une femme, ayant les jambes enflées, a été obligée de se reposer vers le 7e mois. Nous avons neuf observations de femmes se livrant à ce genre de travail ; l'accouchement a toujours eu lieu à la fin du neuvième mois.

La question des machines à coudre nous conduit en ligne directe à celle du dévidage. La moyenne des accouchements prématurés chez les *dévideuses* est un peu plus élevée que la moyenne générale, nous arrivons au chiffre de 9,55 o/o. Une si faible différence ne peut avoir une grande valeur étiologique. Chez les dévideuses, les membres inférieurs sont soumis aux mêmes exercices que chez les femmes qui travaillent aux machines à coudre, mais ces exercices sont moins pénibles, moins fatigants, et la seule condition défavorable que nous ayons à noter en plus est la suivante : les dévideuses ont constamment les bras tendus et dans l'élévation ; il est vrai qu'une autre catégorie d'ouvrières, celles des *vermicellières*, se plaint de cette élévation continuelle des bras, mais parmi le chiffre considérable de vermicellières que nous possédons aucune n'a accouché avant terme, et nous n'avons pas de raison d'admettre, que ce qui ne produit pas d'effet chez l'une, puisse agir chez l'autre. Nous

(2) Emile GARIMOND; *traité théorique et pratique de l'avortement considéré au point de vue médical, chirurgical et médico-légal*, A. Delahaye, éditeur. Paris 1873.

pensons donc que c'est par un effet du hasard que le chiffre d'accouchement prématurés chez les dévideuses est un peu supérieur au chiffre général.

Il n'en est pas de même chez les *guimpières*. Sur quatorze, trois ont accouché prématurément; une quatrième a formellement accusé sa profession d'être la cause de son avortement. Nous avons étudié avec soin cette question, de même que celle des dévideuses et des vermicellières; mais malgré la station debout que sont obligées de conserver les ouvrières, nous pensons que la cause des accouchements prématurés et nombreux avortements, est loin d'être professionnelle. Une honorable et intelligente guimpière, mère de famille, et qui est à la tête d'un important atelier, a été fort étonnée de nous voir attribuer à la profession la cessation prématurée de la grossesse. Elle nous a cité le cas d'une de ses ouvrières, dont elle apprit l'accouchement en même temps que la grossesse, qui avait été dissimulée à l'aide d'un corset fortement serré. Cependant cette ouvrière avait été occupée pendant tout le temps de sa grossesse au travail le plus fatigant de son métier, et malgré la fatigue et le corset, elle avait accouchée heureusement et à terme d'un enfant bien portant.

Nous croyons que les avortements et accouchement prématurés des guimpières reconnaissent une autre cause. L'ouvrière guimpière possède trois qualités : Elle est italienne, elle habite la Croix-Rousse et..... elle est guimpière. Nous en concluons qu'elle met fort peu à profit le sage conseil que donne

Scévole Sainte-Marthe dans le livre premier de sa Pœdotrophie :

> Vos venerem immodicam, o matres, si cura salutis,
> Vos venerem vitate : sibi nocet ipsa suumque
> Sœpè retexit opus.

Sur seize accouchements concernant des *ourdisseuses*, nous en relevons trois qui ont eu lieu prématurément. Il nous semble qu'il doit se passer chez elles quelque chose d'analogue à ce que Melchioni a observé chez les *fileuses de cocons*, dont l'attitude produit de fâcheuses conséquences : obliquité du bassin, troubles de la menstruation, avortement et accouchements prématurés. L'ourdisseuse en effet travaille constamment assise, et de la main gauche, fait tourner une manivelle qui imprime le mouvement à l'ourdissoir; elle est obligée pour cela de s'incliner fortement à gauche, quelquefois à droite, et lorsqu'elle *lève une pièce*, de reporter la partie supérieure du tronc en arrière tandis que de ses deux bras tendus et élevés, elle soutient la pièce, quelquefois très lourde, qu'elle est occupée à lever. Nous ne savons si c'est à ces diverses attitudes vicieuses qu'est due l'ensellure et cette démarche déhanchée que nous avons remarquée chez un grand nombre d'ourdisseuses. Une cause de traumatisme, dans cette profession, est la manière dont les ouvrières portent leurs balles de soie. Elles s'affublent d'un tablier, d'une longueur démesurée, dans lequel elles mettent ces balles, souvent fort pesantes, et dont le poids porte tout entier directement sur le ventre. Ajoutons que l'ourdisseuse est très-coquette, et que pour se faire une taille mince et élancée, fait un usage immodéré du corset. Ceci nous servira de transition pour parler de cette partie du vêtement féminin.

Ambroise Paré prétendait que l'usage du corset serré était une cause d'avortement, d'autres l'ont répété, plusieurs le soutiennent encore. Telle n'est pas l'opinion de Bouvier et Pierre Bouland qui, à l'article CORSET, du *Dictionnaire encyclopédique des sciences médicales*, s'expriment ainsi : « Nous pouvons même affirmer à ce sujet, que certaines femmes, en état de gestation, supportent beaucoup mieux les corsets serrés qu'on ne serait logiquement conduit à le supposer. L'un de nous a suivi, chez trois femmes de différentes classes, le développement complet d'une grossesse dissimulée, avec un art infini, à l'aide d'un grand corset et d'une ceinture abdominale très fortement serrés ; il n'est survenu aucun accident sérieux ni avant ni après l'accouchement qui a été naturel. Le busc même ne paraît pas gêner un certain nombre de femmes qui le portent jusqu'au 5e ou 6e mois de la grossesse.

Sept *ovalistes* sur cinquante-sept ont accouché prématurément ; la proportion est assez forte, et nous regrettons de n'avoir pu faire des recherches sur cette profession, qui ne doit cependant pas être des plus pénibles, puisqu'il nous a été dit qu'on employait des filles très-jeunes. Nous croyons qu'on peut en partie accuser la même cause que chez les guimpières.

Les *tisseuses* présentent un nombre d'accouchements prématurés assez restreint (11 sur 213) ainsi que les *lingères* (9 sur 136). Les *domestiques* ont une proportion moyenne de 8 °/₀ ; nous en dirons autant des *couturières*. Les *blanchisseuses* et surtout les *repasseuses*, qu'un travail fatigant et la station prolongée debout font souvent désigner comme accouchant prématurément, présentent une moyenne de 7 °/° seulement. Un nombre considérable d'autres professions, dans le détail desquelles il serait trop long d'entrer, ne donne qu'une faible proportion d'accouchements prématurés. Un certain nombre n'en présentent aucun cas.

Voici les professions qui en ont fourni quelques-uns : les journalières, cultivatrices, ménagères, cuisinières, tailleuses, chapelières, culottières, piqueuses de bottines, moulinières, colporteuses, tullistes, servantes de café, fleuristes, lisseuses, institutrices et fabricantes de parapluies.

Pour terminer cette étude étiologique, nous dirons en deux mots que rarement les maladies du père abrègent la durée de la grossesse. Lorsqu'il est atteint d'*affection tuberculeuse*, la grossesse arrive ordinairement à terme. Jacquemin cite le cas suivant d'*affection cancéreuse* du père qui provoquait la mort du fœtus et l'accouchement prématuré. « Je connais, dit-il, une femme mariée à un homme né d'une mère cancéreuse, et cancéreux lui-même, qui eut, en moins de quatre ans que dura son union, quatre grossesses ; trois se terminèrent à une période avancée par la mort du fœtus, la quatrième à terme par la naissance d'un enfant qui ne vécut que quelques semaines, et qui présentait une voussure considérable à la partie supérieure du ventre. Tous ces enfants étaient forts et bien développés. Le mari mourut ; la veuve, remariée, eut deux grossesses régulières. »

La transmission de la *syphilis* par le père seul se fait souvent, mais elle n'est ni nécessaire ni inévitable.

§ III. — Phénomènes physiologiques et mécaniques du travail

Sous l'influence d'une ou de plusieurs des causes qui ont fait l'objet de l'étude étiologique qui précède, le travail se déclare. Il peut suivre d'assez près la cause provocatrice, si elle est accidentelle, ou ne se montrer que quelque temps plus tard. Un frisson assez intense précèderait, d'après Burns, le début du travail. Ce frisson serait l'indice de la mort du fœtus. Cazeaux n'a jamais rien observé de semblable, et aucune de nos observations ne fait mention de ce symptôme précurseur, pas même dans les cas où l'enfant est venu mort. L'utérus n'est pas d'ordinaire préparé pour le travail, aussi ce dernier présente-t-il dans sa marche des irrégularités qu'on ne remarque pas dans l'accouchement à terme. Le col présente souvent une longueur considérable, ses lèvres sont épaisses, et, n'ayant pas subi un ramollissement suffisant, offrent une résistance plus considérable qu'à la fin de la grossesse. D'ailleurs « l'état du col de l'utérus dans l'accouchement prématuré spontané doit varier suivant les causes qui le provoquent. Si la matrice est fortement distendue (comme dans la grossesse gémellaire ou l'hydropisie de l'amnios), le col est effacé ; s'il y a résistance à la dilatation du corps, le col se ramollit de bonne heure. Il s'efface et l'orifice s'entr'ouvre, en tout cas, plus facilement que quand on provoque l'accouchement, alors que la matrice n'y est point préparée par des causes internes. Le col ne s'efface pas toujours complètement comme dans l'accouchement à terme ; dans la plupart des cas il reste un bourrelet, formé par les lèvres du col. La lenteur de la période de dilatation est une conséquence de la résistance que ce bourrelet oppose. » (Communication écrite de M. Stoltz).

D'après Cazeaux, pendant cette période de dilatation, on observerait quelquefois un mouvement fébrile, la femme éprouverait un sentiment de pesanteur très douloureux autour du ventre, et serait, en général, très inquiète et très agitée. Aucune de nos observations ne fait mention de ce mouvement fébrile de la période de dilatation ; ce qui est plus exact, c'est que les douleurs pendant cette période sont intenses et irrégulières, tandis qu'elles sont moins fortes dans la suivante.

La période expultrice est plus courte que dans l'accouchement à terme, ce qui s'explique par les dimensions moindres du fœtus, mais en revanche la contractilité de l'utérus est moins parfaite, et souvent la cause qui l'a fait entrer prématurément en action influe sur la régularité des contractions. Quoiqu'il en soit, la longueur moindre de la période expultrice est un fait bien constaté. Examinons quelle est la durée du travail. Dans l'accouchement prématuré la durée du travail est plus considérable que dans l'accouchement à terme, en raison même de la longue période d'effacement et de dilatation. Nous trouvons une moyenne de 14 heures pour les primipares; le travail le plus court n'a pas atteint une heure et le plus long n'a pas dépassé 48 heures. Chez les multipares la moyenne n'a pas atteint tout-à-fait 10 heures, le travail le plus court a été de une heure et demie, et le plus long de 25 heures. Dans les grossesses gémellaires la durée moyenne a dépassé 16 heures pour les primipares, et pour les multipares, s'est montrée un peu plus courte que dans l'accouchement d'un seul enfant, car elle n'a pas dépassé 9 heures. Chez l'une d'entr'elles, dont voici l'observation sommaire, le travail a été des plus rapides.

Marie B..., 44 ans, couturière, est arrivée au septième mois et demi de sa sixième grossesse. Prise subitement des douleurs de l'enfantement, cette dame part au mois de janvier et à trois heures du matin de Francheville, pour venir faire ses couches à la Charité. Elle vient seule et à pied; les douleurs sont tellement rapprochées et énergiques que, parvenue à peine à moitié chemin, elle accouche dans la neige de deux enfants qu'elle porte à la Charité dans son tablier. Le cordon d'un des deux enfants est rompu, le deuxième enfant n'est pas encore séparé de son placenta, il est dans un état de mort apparente, on le ranime assez facilement, mais il ne tarde pas à succomber. — L'involution utérine se fait lentement, le ventre reste longtemps douloureux et l'utérus est encore élevé au départ de la malade.

Si l'enfant est mort, la durée du travail est plus

longue; nous trouvons deux heures en plus pour les primipares et demi-heure seulement pour les multipares.

Le sexe paraît influer sur la durée du travail; ainsi chez les primipares la durée moyenne a été dépassée de une heure et demie pour les filles; pour les garçons, au contraire, le travail a été deux heures moins long. Chez les multipares, les filles ont mis une demie-heure en plus à venir, tandis que les garçons ont mis une heure en moins.

Dans les présentations du siége, le travail ne nous a pas paru plus long que dans celles du sommet.

On a noté, dans l'accouchement prématuré accidentel, la fréquence moins grande des présentations du sommet; d'un autre côté celles de l'extrémité pelvienne s'observent plus souvent que dans l'accouchement à terme. Six cent seize observations d'accouchement prématuré nous ont donné cinq cent soixante-quatre présentations du sommet, trois cent quatre vingt dix-huit fois en première position; cent cinquante-six fois en deuxième, deux fois en troisième, et huit fois en quatrième position. Sur seize mille deux cent trente-trois accouchements, Depaul a trouvé onze mille quatre cent six premières positions du sommet et deux mille neuf deuxièmes positions (1). On voit d'après nos chiffres, que dans l'accouchement prématuré, la proportion des deuxièmes positions du sommet est plus que le double de celle qu'on observe dans l'accouchement en général. Faisons remarquer

(1) DEPAUL : *Leçons de Clinique obstétricale professées à l'hôpital des Cliniques et recueillies par le Docteur de Soyre*, Paris 1872-1876.

encore la fréquence relative des quatrièmes positions du sommet qui sont quatre fois plus nombreuses que les troisièmes. Le même chiffre d'accouchements nous a donné quarante-une présentations du siège, vingt-trois fois en première position, quatorze fois en deuxième, deux fois en troisième et autant en quatrième position. Les présentations pelviennes sont donc de 6, 5 °/₀ dans l'accouchement prématuré, tandis que Depaul (1) n'en admet qu'une sur vingt-cinq ou trente accouchements soit 4 °/₀, pas même. Nous avons trois cas de présentation de la face, ce qui donne le même chiffre que dans l'accouchement en général. Depaul (1) en a trouvé un cas sur deux cents accouchements.

On a noté dans l'accouchement prématuré la fréquence des présentations transversales. Elles sont un peu plus d'une fois plus fréquentes que dans l'accouchement en général. En effet, Depaul (1) note une présentation de l'épaule sur deux cents cas, et nous en avons sept sur six cent seize accouchements prématurés. L'épaule droite s'est présentée cinq fois et la gauche deux fois.

On a signalé dans l'accouchement prématuré la fréquence plus grande des présentations du siège, surtout lorsque l'enfant était mort ; dans ce cas, le chiffre de ces présentations est presque égal au quart de toutes les présentations prises en masse, et quatre fois plus élevé que si l'on considère les présentations du siège en général. Nous avons trouvé en effet 6,5 °/₀

(1) DEPAUL, *loc. cit.*

pour les présentations pelviennes ; dans le cas dont il s'agit, ce chiffre s'élève à 23,3 %, car sur quatre-vingt-dix enfants morts, vingt-un sont venus par le siège et soixante-quatre seulement par le sommet. De même les présentations de la face et de l'épaule se rapportent souvent à des enfants morts. Dans deux de nos trois présentations de la face, les enfants étaient macérés, et sur sept présentations de l'épaule que nous avons enregistrées, trois fois l'enfant était mort. Les présentations pelviennes paraissent un peu plus fréquentes à huit mois qu'à sept. Sur trente-six cas, dans lesquels l'âge de la grossesse était connu, vingt fois la grossesse datait de huit mois et seize fois de sept mois seulement.

Trente cas de grossesse gémellaire dans lesquels les présentations et positions ont été notées ont donné les présentations suivantes : Onze fois les deux sommets se sont présentés ; huit fois en première et deuxième position, une fois en première et quatrième et deux fois en première pour chaque fœtus. Sept fois les deux sièges se sont présentés ; quatre fois en première et deuxième position, deux fois c'étaient deux premières, et une fois les positions ne furent pas notées. Sept fois nous avons observé la présentation du sommet et du siège, trois fois le siège et l'épaule et deux fois l'épaule et le vertex.

§ IV. — **Délivrance**

Nous ne dirons pas grand chose de la délivrance, nous réservant de parler au paragraphe suivant des accidents et complications qui peuvent survenir avant, pendant, et après. Il est rare que la délivrance par elle-même donne de l'inquiétude dans les cas d'accouchement prématuré accidentel. Les quelques difficultés qui peuvent surgir ne sont pas plus nombreuses que dans l'accouchement à terme. Nous avons remarqué quelques cas dans lesquels il fallut faire des tractions assez fortes; les autres cas assez rares dans lesquels il fallut intervenir, n'eurent pas de suites fâcheuses. Le placenta porte d'habitude la trace des maladies dont il a pu être atteint. On remarque assez souvent sur sa face utérine des caillots anciens ou récents, dont la coloration et la résistance font connaître la date plus ou moins éloignée de leur formation. Nous remarquons encore un certain nombre de placentas dont le volume est considérable pour l'époque de la gestation ; par contre un certain nombre d'autres présentent des dimensions assez petites. Le cordon est d'ordinaire plus grêle et moins résistant que lorsque l'accouchement se fait à terme ; de là l'indication de faire des tractions prudentes et modérées, car nous avons observé un certain nombre de fois des ruptures, qui ont nécessité l'introduction de la main. C'est dans ces cas surtout que M. Bouchacourt insiste sur l'expectation, à moins d'accident urgent, et maintenant, sur l'emploi de l'*expression*, à laquelle il s'est arrêté, comme méthode générale de délivrance.

§ V. — Accidents et Complications. Intervention obstétricale

Sir James y Simpson (1) a avancé que lorsqu'il se présentait quelques complications ou difficultés, le plus souvent l'enfant était un garçon. L'examen de nos observations nous a conduit au même résultat.

Voici les complications les plus fréquentes que nous avons observées : nous rappelons qu'il s'agit du chiffre de sept cent quatre-vingt-deux observations.

Nous avons donné le nombre des présentations de l'épaule; la version fut faite dans tous les cas dont il s'agit; mais dans un autre cas il se fit une version céphalique spontanée; nous pensons que c'est surtout dans le cas d'accouchement prématuré accidentel qu'on a le plus de chance d'observer l'évolution spontanée.

Nous avons noté neuf applications de forceps, quatre fois pour inertie, deux fois pour résistance de la vulve, deux fois pour éclampsie et la dernière fois, l'application eut lieu au détroit supérieur, pour un bassin n'ayant que sept centimètres dans son diamètre antéro-postérieur. Le travail s'était déclaré prématurément à 7 mois 1/2. L'enfant vint vivant, mais faible. Signalons cinq cas d'éclampsie; deux fois on appliqua le forceps, une fois après avoir

(1) Sir James y Simpson : *Clinique obstétricale et gynécologique*, traduc. de Chantreuil, Paris 1874.

débridé le col non dilaté, on eut un enfant faible, la mère mourut. Une autre fois on accéléra le travail par des douches. Nous trouvons trois cas de procidence du cordon et deux cas de procidence d'un bras.

Dans un cas d'insertion vicieuse marginale du placenta le travail fut activé avec l'appareil Chassagny, on eut un enfant vivant. L'hémorrhagie s'est montrée seize fois, trois fois pendant le travail, sept fois pendant la délivrance et six fois après, dans un de ces six derniers cas l'aorte dut être longtemps comprimée; on a dit qu'il y avait tendance à l'hémorrhagie après l'accouchement prématuré : seize cas d'hémorrhagie notable ne nous paraissent pas constituer un chiffre bien élevé sur sept cent quatre-vingt-deux accouchements.

A part l'hémorrhagie compliquant la délivrance, nous avons remarqué cinq cas dans lesquels elle dut être faite artificiellement, dans un de ces cas l'utérus s'était fortement rétracté, sous l'influence de l'ergot de seigle donné imprudemment pendant le travail, quatre fois le cordon s'était rompu sous l'influence de tractions trop énergiques. Signalons un cas dans lequel le placenta fut expulsé en même temps que le fœtus, qui était mort.

Les grossesses gémellaires ont nécessité plusieurs fois l'intervention de l'accoucheur. Il a fallu faire plusieurs versions pour les présentations de l'épaule; une fois on dut introduire la main dans le vagin pour refouler la tête du deuxième enfant. Dans un autre cas, la mère était dans un tel état de faiblesse, que le forceps fut appliqué à la vulve pour la débarrasser plus rapidement ; à ce moment seulement la présence d'un deuxième enfant fut reconnue ; version céphalique par manœuvres externes et nouvelle application de forceps. Le cas le plus compliqué fut, sans contredit, le suivant : Chez une femme de 34 ans, multipare, parvenue à sept mois de grossesse on avait reconnu l'insertion vicieuse du placenta sur le col, centre pour centre ; la version fut faite une première fois et amena un garçon faible ; à ce moment la présence d'un deuxième enfant fut reconnue, il présentait l'épaule droite ; une deuxième version fut faite et amena un garçon faible qui mourut, ainsi que le premier. La délivrance ne présenta rien de particulier. Le travail avait duré cinq heures. Stoltz (1) a fait remarquer que dans l'accouchement gémellaire la perte dégénérait facilement en hémorrhagie. Nos recherches nous permettent d'affirmer que cette hémorrhagie a lieu dans un tiers des cas, elle survient de préférence le deuxième jour et la perte s'accompagne fréquemment de caillots. Dans un cas d'hémorrhagie avant la délivrance, l'expulsion du deuxième placenta fut précédée de celle d'un caillot du volume de la tête d'un enfant à terme.

VI. — **Suites de couches**

« Le retrait de l'utérus, après l'accouchement prématuré, n'est pas plus lent qu'après l'accouche-

(1) Stoltz. *Loc cit.*

ment à terme. Je crois avoir observé qu'il est au contraire plus rapide ou au moins très facile. Cela varie cependant suivant les causes ; après la grossesse gémellaire, par exemple, l'utérus revient plus lentement sur lui même. » (Communication écrite de M. Stoltz.)

Nos recherches sur l'involution utérine nous ont donné des résultats semblables. Dans quelques cas, rares d'ailleurs, de lenteur dans l'involution utérine, il y a eu presque toujours coexistence de complications du côté de l'abdomen. Cinq fois le retrait a eu lieu très rapidement ; par contre, dans un cas dont les suites de couches étaient heureuses, au moment de la sortie de la malade qui était restée à la clinique jusqu'au douzième jour, le fonds de l'utérus s'élevait encore jusqu'au milieu de la distance qui sépare le pubis de l'ombilic.

Trois fois les lochies furent accompagnées d'une fétidité exceptionnelle. Une fois la perte rouge se continua un certain nombre de jours de plus, qu'à l'état normal.

La montée du lait se fait entre le deuxième et le quatrième jour, quelquefois le cinquième, rarement le deuxième. Nous l'avons notée dans quatre-vingt-onze cas. Trois fois seulement les seins étaient engorgés au deuxième jour ; quarante fois le troisième, trente-sept fois le quatrième et onze fois le cinquième.

Signalons deux cas de diarrhée très abondante, dans l'un de ces deux cas, elle avait commencé plusieurs jours avant l'accouchement qu'elle avait provoqué et elle ne cessa que cinq ou six jours plus tard.

Nous avons encore à noter quatre cas de suites orageuses fébriles dont l'issue fut heureuse ; un cas de pneumonie et un cas de variole se terminèrent par la guérison. Enregistrons quatorze cas de mort, dont six indépendants de la grossesse et de l'accouchement ; une mort par variole ; trois cas de néphrite, un de phthisie et un cas de pneumonie. Trois femmes moururent de péritonite puerpérale, une de fièvre puerpérale, deux autres sans cause connue, chez l'une d'entre elles il y avait eu application du forceps ; une autre mourut d'éclampsie, enfin la dernière qui avait un kyste énorme du ligament large droit, succomba à des accidents puerpéraux. En tout huit cas de mort sous la dépendance de l'accouchement, sur sept cent quatre-vingt-deux, soit une mort sur cent accouchements.

§ VII. — **Diagnostic**

On a dit de la grossesse qu'elle ne pouvait être sûrement diagnostiquée que lorsqu'on avait l'enfant dans les mains ; nous en dirons autant de l'accouchement prématuré. Ce n'est qu'après l'expulsion du fœtus, qu'on peut établir d'une manière irréfutable que l'accouchement a eu lieu avant terme. Certainement, en se basant sur les commémoratifs, sur la dernière apparition des règles, sur la date quelquefois exactement connue de la fécondation, sur l'époque de l'apparition des mouvements fœtaux, le développement du ventre, la connaissance des causes qui ont pu provoquer le travail prématuré, on peut arriver à un degré de probabililé très grand, mais qui n'est pas la certitude absolue ; cette dernière ne peut être définitivement acquise que par l'examen des dimensions et du volume du fœtus, sa longueur, son poids, le diamètre de la tête et la longueur des ongles, on peut même ajouter que le degré de la certitude la plus rigoureuse ne peut être obtenu que par l'examen du système osseux de l'enfant lorsque celui-ci a succombé.

Le médecin qui arrive auprès d'une femme en travail et qui a lieu de soupçonner un accouchement prématuré, doit chercher à s'éclairer au moyen de toutes les données qui pourront lui être fournies, sur l'époque réelle de la grossesse, afin d'être fixé sur la conduite qu'il devra tenir et que nous allons exposer, dans le traitement du travail qui se déclare prématurément.

VIII. — **Pronostic**

« L'accouchement prématuré spontané ne présente pas plus de danger que l'accouchement à terme, en faisant abstraction des causes qui ont provoqué celui-là. Si, par exemple, l'accouchement prématuré est la conséquence d'une implantation du placenta sur ou près de l'orifice, alors c'est l'accident qui est dangereux et non l'accouchement. » (Communication écrite de M. Stoltz.)

« En général l'accouchement prématuré accidentel est plutôt un bienfait de la nature, lorsque la mère, frappée d'un rétrécissement pelvien de huit centimètres, vient à accoucher au huitième mois; c'est la plus belle conquête de l'art obstétrical, lorsque, par le choix du procédé le mieux adopté aux causes qui réclament l'emploi d'un accouchement artificiel, à l'époque ci-dessus désignée, on peut éviter une mort, souvent atroce, à une femme dont on a cru devoir extraire l'enfant par la céphalotripsie. » (Communication écrite de M. Villeneuve, de Marseille.)

Nous possédons plusieurs cas dans lesquels l'accouchement à huit mois fut doublement heureux pour la mère et pour l'enfant. Ainsi une femme chez laquelle trois accouchements antérieurs, à terme, avaient nécessité la céphalotripsie, accoucha heureusement à 8 mois d'un enfant vivant, sans cause provocatrice connue. On pourrait multiplier les exemples de ce genre. Relativement à la mère, l'accouchement, en lui-même, ne présente pas plus de danger; quant à l'enfant, il est évident que sa viabilité est d'autant plus problématique qu'il vient à une époque plus éloignée du terme de la grossesse.

IX. — **Traitement**

Le médecin qui est appelé auprès d'une femme en travail, après s'être assuré de l'existence réelle de la grossesse, doit s'enquérir de son âge. Cette grossesse est à terme ou bien le travail s'est déclaré prématurément. Dans ce dernier cas, deux indications absolument contraires peuvent s'offrir à l'accoucheur.

1o L'accouchement prématuré est une circonstance heureuse pour la mère, peut-être même pour l'enfant ; dans ce cas, l'indication est nette ; le devoir de l'accoucheur est de surveiller la marche du travail, et de se souvenir que, l'accouchement prématuré étant un état relativement pathologique, il doit redoubler de soins et de vigilance pour combattre toute complication dépendant de l'accouchement ou de la cause qui a provoqué l'expulsion prématurée des fœtus. Dans certains cas, il y aura même indication formelle et pressante de seconder la nature dans l'œuvre conservatrice qu'elle aura entreprise ; ainsi, dans les cas d'éclampsie, le travail étant déjà commencé, mais traînant en longueur, l'art devra venir au secours de la nature qui, en quelque sorte, lui fera appel, et communiquer aux contractions utérines une nouvelle énergie, afin de débarrasser l'utérus le plus rapidement possible du produit de la conception.

2o La terminaison prématurée et accidentelle de grossesse, sans être d'aucun profit pour la mère, expose l'enfant à des chances de mort d'autant plus grandes, que celui-ci vient à une époque plus éloignée de la fin du neuvième mois. Dans ce deuxième cas, l'indication est absolument contraire à la première. Enrayer par tous les moyens possibles la marche du travail, tel est le but constant vers lequel doivent tendre tous les efforts de l'accoucheur. Dans un cas pareil, s'efforcer de faire vivre le fœtus de la vie intra-utérine jusqu'au moment assigné par la nature à son expulsion, est un devoir des plus impérieux et l'oubli de ce précepte serait des plus coupables. L'accoucheur peut agir de deux manières, directement ou indirectement ; d'une manière directe, en traitant tous les symptômes, quels qu'ils soient, qui ont déjà fait leur apparition ; repos, décubitus horizontal, lavements laudanisés, vider la vessie et le rectum. Par une action indirecte, l'accoucheur n'obéira quelquefois qu'à une indication éloignée ; cette action indirecte consistera à combattre, par tous les moyens possibles, et par un traitement approprié, les causes qui auront provoqué l'apparition prématurée des contractions utérines.

Mais, de la sagacité seule de l'accoucheur dépendront les résultats heureux de son intervention, car il devra prévoir l'influence funeste de tel état sur la marche de la grossesse actuelle, ou bien encore, éclairé par les événements antérieurs, le passé devra lui servir de guide pour l'avenir, et il devra, par une intervention anticipée, assurer ou tout au moins préparer l'heureuse terminaison des grossesses futures.

Un point important, sur lequel nous insisterons, c'est qu'en présence d'un fait accompli, quelle que soit la gravité des symptômes observés, l'accoucheur ne doit point se décourager, car il devra souvent à sa persévérance des résultats inespérés. Pour confirmer ce que nous avançons nous citerons les paroles suivantes, suivies d'une observation que nous abrégeons, tirées des leçons de clinique obstétricale de Depaul :

« Si vous trouvez un col fermé, sans écoulement sanguin, ou avec un léger écoulement de sang, traitez, vous le ferez toujours avec succès. J'ai vu, le col étant effacé, et l'orifice externe dilaté comme 5 francs, le travail s'arrêter; le segment inférieur de la matrice qui faisait saillie dans l'excavation et qui présentait une certaine tension perd peu à peu ces caractères, il semble que l'utérus qui était descendu remonte peu à peu dans l'abdomen, puis les bords de l'orifice externe qui étaient légèrement rigides, exactement appliqués contre l'œuf, s'assouplissent. L'œuf rentre dans la cavité du corps de la matrice, l'écoulement sanguin diminue progressivement, le col se reforme, et tout rentre dans l'ordre. Plusieurs de ces alertes peuvent venir dans le cours d'une même grossesse; quelquefois cela paraît sous la dépendance d'une congestion périodique de l'utérus, dans ce cas on doit faire de temps en temps de petites saignées générales.

Une jeune dame du boulevard Montparnasse arrivée à la fin du 4e mois de sa grossesse, prit une voiture pour rentrer plus rapidement chez elle; elle eut à faire à un cocher complaisant qui mit son cheval à un bon trot, mais les cahots occasionnés par un des plus mauvais pavés de Paris, mirent la femme dans un un tel état, que lorsque Depaul arriva, il la trouva baignée de sang, douleur du ventre très-accusée, faiblesse épouvantable, orifice grand comme 5 francs, col effacé, segment inférieur tendu et faisant saillie dans l'excavation. Une injection froide fut faite dans le vagin ponr le débarrasser des caillots; on donna un lavement laudanisé, un second fut donné trois heures après, repos dans la position horizontale. Le lendemain matin, même état local, l'état général parait meilleur et l'écoulement est inssignifiant, mais les phénomènes du côté du col et du segment inférieur sont les mêmes ; le soir, signes d'apaisement manifeste, même médication pendant trois jours, tout est rentré dans l'ordre et la grossesse aura bientôt atteint son terme. »

Nous citerons, pour terminer, le fait suivant qui prouve qu'il faut toujours lutter avec persévérance, car si, accidentellement, l'hémorrhagie et la contraction surviennent, quelqu'orageux que soient les symtômes qu'on observe, s'il n'y pas une prédisposition fortement accentuée de la femme, la nature est prête à rentrer dans l'ordre, dès que le moindre secours lui vient du dehors.

Voici ce fait qui est cité par le docteur Guibout (1)

Une dame de Munich habitait la Californie avec son mari. Devenue enceinte, elle manifeste la ferme volonté de venir accoucher à Munich. Elle se met en route ; en traversant l'isthme de Panama, par chemin de fer, le train qui la portait rencontra un autre train. A la suite de cette collision, la jeune dame est fortement menacée d'avortement, elle s'embarque néanmoins pour Portsmouth, et subit une traversée des plus mauvaises ; nouveaux accidents qui se terminent aussi heureusement que les premiers. Après un repos de quelques semaines à Portsmouth, la jeune dame s'embarque de nouveau et arrive sans encombre à Paris. Elle fait une chute dans son hôtel, et roule au bas de l'escalier ; le lendemain, des douleurs se manifestent, on constate une grossesse de huit mois ; une constipation opiniâtre existait depuis quinze jours, elle cède à un lavement purgatif ; le travail d'expulsion s'arrête ; le col qui s'était dilaté, se referme. Cette dame remonte en chemin de fer le lendemain, et accouche heureusement quelques jours après son arrivée à Munich.

(1) *Gazette hebdomadaire*, 1859 p. 619.

§ X. Examen de l'enfant et des soins qu'il réclame.

L'enfant né prématurément est dans un état de faiblesse *native*, *congénitale* ou *originelle* qui diminue de beaucoup ses chances de vie. Les causes qui ont produit son expulsion prématurée entrent en ligne de compte dans les chances plus ou moins grandes de vivre que présente l'enfant prématuré. Ceux des mères atteintes de maladies cardiaques, meurent en bas âge, les cachexies et intoxications ont une influence des plus fâcheuses, sur la vie de l'enfant, mais sa viabilité est surtout subordonnée à l'époque plus ou moins avancée de la grossesse à laquelle il est venu au monde. Il est aujourd'hui nettement établi que « l'octimestre est plutôt vital que le septimestre » Ce dernier cependant a des chances assez sérieuses de vivre, les exemples d'enfants vivants venus à sept mois sont assez fréquents : le maréchal de Richelieu était un enfant de sept mois ; il en est de même d'un professeur actuel du Collège de France, chez lequel la vigueur physique ne le cède en rien à la vigueur intellectuelle. Les chiffres suivants vont établir la viabilité relative du septimestre et de l'octimestre : Sur cent enfants venus à sept mois nous trouvons que dix-huit sont venus morts ; soixante-huit dans un état de faiblesse tellement accusée que quatorze ont succombé du jour au lendemain ; quatorze seulement étaient vigoureux pour leur âge.

Sur cent enfants venus à huit mois, dix-sept sont venus morts, trente-sept faibles, cinq d'entre'eux ont succombé presque immédiatement ; quarante-six étaient vigoureux et viables.

Le poids pour les enfants de huit mois a varié entre 2 kilog 100 gr. et 3 kilog 150 gr. L'un d'entre'eux, qui n'était manifestement qu'à huit mois pesait cependant 3 kilog. 600 gr.

Pour les enfants de sept mois, le poids a varié entre 1 kilog. 550 gr. et 2 kilog. 400 gr.

L'enfant prématuré réclame des soins spéciaux. Alimentation, chaleur et propreté ; telles sont les indications que doit remplir l'hygiène de l'enfant venu prématurément.

Il faudra faire ingérer à l'enfant du lait de femme par petites quantités à la fois et souvent répétées, soit au sein, soit à la cuillière ; si l'enfant n'a pas la force de faire sortir le lait, il faudra, en pressant le sein, le lui faire tomber dans la bouche. D'après Guéniot (1) 200 à 400 gr. de lait suffisent pour la première semaine, 400 à 500 pour les trois semaines suivantes.

Nous avons vu qu'Aristote recommandait de tenir chaudement et d'envelopper pendant quarante jours l'enfant né prématurément, c'est là un point de la plus grande importance, et c'est pour remplir cette indication, qu'on a imaginé, à Moscou, des berceaux à

(1) Loc. cit.

double fond, avec courant d'eau chaude, pour tenir chauds les enfants venus avant terme.

Enfin on devra chercher à réaliser les conditions de propreté les plus favorables; le milieu dans lequel vivra l'enfant devra être aussi pur que possible, et c'est en veillant attentivement à ce que ces trois conditions soient remplies, qu'on pourra espérer de sauver un enfant, à qui sa faiblesse native, aura donné des chances quelquefois très-faibles de viabilité.

---

l'avortement que dans un but si louable. Malheureusement, il n'en était pas ainsi, toutes les *umbilisesœ* pratiquaient l'avortement ; le Père de la médecine lui-même, qui condamnait ces manœuvres coupables, avoue dans ses écrits (1) qu'il fit avorter une musicienne. Il ne paraîtrait pas, quoiqu'on en ait dit, que les matrones grecques aient joui, de ce chef, d'une très grande considération, car Socrate, qui se faisait gloire d'avoir pour mère une sage-femme, disait aussi qu'il était comme elles, *dépourvu de sagesse*. Quoiqu'il en soit, ces manœuvres criminelles ne virent leur fin qu'à l'avènement du christianisme, époque à laquelle la propagation des idées religieuses y mit un terme, *jusqu'à nos jours*. Nous ne pensons pas qu'il soit téméraire de considérer ces manœuvres, comme étant la première mise en pratique de l'accouchement *avant terme* artificiellement provoqué, car il est à remarquer que, faites dans le but qu'indiquait Aspasie, et sur la valeur morale duquel nous n'avons pas à nous prononcer, elles tendaient à une des deux fins de l'accouchement prématuré artificiel, celle de sauver la mère, ou, tout au moins de lui épargner les fâcheuses conséquences d'un accouchement laborieux.

Ajoutons que la fréquente pratique de l'avortement, pratique qui était en quelque sorte professionnelle, était on ne peut plus propre à faire naître l'idée de l'avortement pratiqué dans un but thérapeutique, et pour remplir une indication, non pas

(1) HIPPOCRATE : *Œuvres* ; *de naturâ pueri liber.*

immédiate, mais éloignée. Il serait intéressant de savoir, si, par les procédés qu'employait Aspasie, la nature, selon l'expression de Ritgen, faisait presque tout, l'art ne lui communiquant qu'une impulsion légère, mais sûre, ou si l'art agissait presque seul. Dans le premier cas, la pratique de l'avortement artificiellement provoqué eut conduit fatalement à la première idée de l'accouchement prématuré artificiel; dans le second, cette pratique pouvait tout au plus engendrer l'idée de l'accouchement forcé ; et il est à présumer, qu'en dernier ressort, c'était aux moyens violents qu'on s'adressait et que l'art faisait tout. C'est ce qui parait résulter du passage suivant: « Vehementissimis motibus uti, decoctionibus urinam ac menses prolectantibus..... Quod si hæc nihil profecerint, ad *validiora auxilia* pergendum erit, neque tamen temerè hoc faciendum est. » (1).

Ces manœuvres étaient tombées dans l'oubli lorsque Cooper les proposa de nouveau (2) ; mais à une époque plus rapprochée de nous fut proposé un procédé différent, la *dilatation forcée du col*, dans laquelle quelques auteurs ont cru voir le premier essai d'accouchement prématuré artificiel. Nous revendiquons pour Ambroise Paré la première idée de l'accouchement forcé. Louise Bourgeois est la première qui en ait parlé (3). Guillemeau en parle aussi

(1) Aétius, *loco citato*.

(2) Cooper, *de Abortionibus*, 1769.

(3) Louise Bourgeois; *observations diverses sur la stérilité, perte de fruict, fécondité, accouchements et maladies des femmes et enfants nouveaux naizs*, Paris 1642 T. I. P. 44.

dans ses œuvres (1) qui parurent la même année que le livre de Louise Bourgeois, mais à une date postérieure; et il résulte de plusieurs passages des œuvres de Guillemeau que la célèbre, mais jalouse sage-femme s'attribuait le mérite d'une idée qui n'était pas d'elle. Voici un passage explicite : « il y a 25 ans que j'ay vu faire cette pratique à feu MM. Paré et Hubert, auxquels vomme de plusieurs autres expériences, nous sommes obligez de le reconnaître et de confesser l'avoir appris d'eux. »

De plus en 1599, c'est-à-dire dix ans avant la publication du livre de Louise Bourgeois, Guillemeau avait proposé cette opération, pour la fille même d'Ambroise Paré, dont il devait devenir le gendre ; et il ajoute, en parlant de cette opération : « ce que j'avais veu pratiquer à feu M. Paré, son père, me l'ayant fait faire à une damoiselle de Mme de Senneterre. » Enfin dans le troisième cas que rapporte Guillemeau, Louise Bourgeois, dite Boursier, était présente; c'était en 1603, six ans avant la publication de son livre. Par conséquent Ambroise Paré avait eu le premier l'idée de l'accouchement forcé et l'avait mis en pratique.

Ce point de l'historique étant nettement établi, nous dirons qu'on ne peut trouver dans cet accouchement, rien qui ressemble à l'accouchement prématuré artificiel; l'accouchement forcé était pratiqué pour remplir une indication prochaine, immédiate, mais non éloignée; pour parer à des accidents qui

(1) GUILLEMEAU : *Œuvres; livre de la génération.*

n'avaient pas été prévus, notamment aux hémorrhagies qui se déclarent pendant le travail.

Nous en dirons autant de la méthode de Puzos que Dezeimeris (1) gratifie d'idée première de l'accouchement prématuré artificiel. Cette méthode fut jugée différente de l'accouchement forcé, et cette différence existe réellement; c'est un procédé transitoire entre l'accouchement forcé et l'accouchement naturel. Leroux (2) dit que Puzoz, dans une de ses observations, fut plus d'une heure à travailler sur l'orifice de la matrice d'une femme, *grosse de neuf mois*, avant de pouvoir percer les membranes; il désespérait même d'abord du succès de sa méthode, à cause de l'abondance de la perte et croyait qu'il serait obligé *d'en venir à l'accouchement forcé*, extrémité à laquelle M. Gervais fut réduit dans un autre cas. D'ailleurs Puzos lui-même, dans son mémoire, présente sa méthode comme un milieu entre l'accouchement forcé et l'accouchement naturel.

La méthode de Puzos, procédé plus doux que l'accouchement forcé, ne peut pas être considérée comme la première tentative faite dans le sens de l'accouchement prématuré artificiel.

Le premier germe de cette idée se trouverait, avec plus de raison, dans les motifs qui faisaient intervenir les matrones grecques, lesquelles obéissaient à une

(1) DEZEMERIS, *art. accouchement*, du dictionnaire en 30 volumes.

(2) LEROUX, *observations sur les pertes de sang des femmes en couche et sur le moyen de les guérir*, p. 215.

indication future, et s'opposaient par l'avortement à des complications parfaitement prévues.

L'Angleterre est le berceau de l'accouchement prématuré artificiel. Peut-être une sage-femme, Marie Dunally, en aurait-elle eu la première idée en 1738, mais le premier document authentique que nous possédions au point de vue de l'histoire de cette opération, est la consultation des praticiens les plus considérés de Londres qui, en 1756, au rapport de Denman se réunirent pour examiner si cette opération « était chose avantageuse et approuvée par la morale. » La conclusion fut affirmative et Macaulay fut le premier qui fit l'opération. De nombreux imitateurs ne tardèrent pas à le suivre. L'accouchement prématuré artificiel était rapidement passé de la théorie à la pratique.

L'Allemagne fut la première qui marcha sur les traces de l'Angleterre. Ce fut A. Mai (de Heidelberg) qui le premier proposa l'opération. En 1804, Wenzel obtint le premier succès. Salomon en Hollande, Lovati en Italie, ne furent pas moins heureux. La Suisse, la Pologne, le Danemarck, l'Amérique et plus tard la Belgique et le Portugal fournirent des défenseurs de cette opération, qui publièrent des observations pleines d'intérêt.

En France seulement, l'opération rencontra une opposition des plus vives, et ce ne fut qu'au mois de septembre 1831 que Stoltz, s'élevant, selon l'expression de Schœller, comme médiateur entre la médecine française et la médecine allemande, fit, en France, le premier accouchement prématuré artificiel. Examinons quels avaient été les motifs qui avaient empêché la France de sanctionner la décision que les médecins de Londres avaient prise depuis bientôt un siècle.

C'est dans la *Synchondrotomie pubienne* de Roussel de Vauzesme (1779), qu'on trouve, pour la première fois, en la France, la proposition de solliciter, *per artem*, l'accouchement avant le neuvième mois. Cet auteur ne revendique pas pour lui la paternité de l'idée qu'il émet; il en attribue la priorité à Levacher de la Feutrie. Sue le jeune (1) dit que Roussel de Vauzesme eût pu citer une autorité encore plus forte que celle de Levacher de la Feutrie, puisqu'il eût pu citer celle du célèbre M. Petit, dont ce dernier se fait gloire d'avoir été le disciple ; et il ajoute que Petit avait fait pratiquer l'accouchement prématuré et avait même proposé des moyens qu'il ne décrit pas, parce que, dit-il, il faudrait que les Casuistes et les Théologiens eussent décidé s'il est permis d'accélérer par Art, une fonction à laquelle la nature a assigné un terme fixe, etc. Malgré la compétence et l'autorité de Sue le jeune, en pareille matière, les écrits de Petit ne contenant rien qui se rapporte à ce sujet, la preuve de ce qu'il avance n'est et ne peut pas être faite ; d'ailleurs, comme nous le fait remarquer M. Stolz (communication écrite) Roussel, de Vauzesme a écrit sa dissertation du temps d'A. Petit, et a attribué l'idée de la provocation de l'accouchement à Levacher de la Feutrie; or, Petit n'a pas réclamé.

(1) Sue le jeune ; *Essais historiques, littéraires et critiques sur l'art de l'accouchement*, Paris, 1779. T. I. P. 604.

Quoiqu'il en soit, c'est de 1779 que date, en France, la première proposition écrite de provoquer l'accouchement au 7e ou au 8e mois.

Elle devait rester longtemps à l'état de proposition. Quelques auteurs, après Roussel de Vauzesme, signalèrent l'accouchement artificiellement provoqué; l'approuvant quelquefois, toujours avec réserve et timidité. La cause de l'accouchement prématuré n'avançait guère, lorsque Baudelocque, qui tenait le sceptre de l'obstétrique française, ne se faisant pas une idée exacte de la question, porta sur cette opération un jugement tellement défavorable, qu'on put, pendant longtemps, la considérer comme condamnée sans retour. Son école plaida dans le même sens, et, telle était l'aversion qu'on avait pour ce qu'on croyait être un avortement, que Capuron (1) le qualifiait d'*attentat envers les lois divines et humaines.*

La question avait donc fait quelque bruit, et en 1827, elle fut portée à l'académie de médecine. M. Costa, qui avait demandé s'il n'y avait pas lieu de provoquer l'accouchement, toutes les fois que la grossesse est compliquée d'une maladie qui menace prochainement les jours de la mère, et ceux du fœtus, *en supposant que celui-ci soit viable*, reçut une réponse, qui non-seulement était loin d'être favorable, mais qui condamnait sévérement toute intervention semblable; de plus la demande de Costa était taxée d'*inconvenante.* Cependant, dès 1813, le professeur Fodéré (2)

(1) CAPURON: *Cours d'accouchements*, 3e édit. Paris 1823.

(2) FODÉRÉ : *Traité de médecine légale et d'hygiène publique*, T. II et IV.

examinant la question au point de vue médico-légal, professait une opinion contraire à celle des accoucheurs français, et Stoltz, qui partageait sa manière de voir, et se tenait au courant des faits publiés par les accoucheurs allemands et anglais, devait être le premier, en France, à sanctionner par l'expérience une théorie, qu'il exposait d'ailleurs dans le cours public d'accouchement professé à la Faculté, en 1829 et 1830 en remplacement de Flamant.

En 1830, il fit soutenir à un de ses élèves, G. Burckhard (1) une thèse sur l'accouchement prématuré artificiel. Il y eut une vive opposition dans le jury d'examen, et Stoltz dut défendre les idées qu'avançait son élève. L'apparition de cette thèse, première monographie qui ait paru en France sur ce sujet, était un pas de fait vers le succès; restait à mettre d'accord la pratique avec la théorie. L'occasion ne se fit pas longtemps attendre, et le 27 septembre 1831, un cône d'éponge préparée à la ficelle était porté dans le col utérin d'Ursule P. affectée de rétrécissement du bassin, dans le but de provoquer chez elle l'accouchement un peu avant le huitième mois, le deux cent trente deuxième jour. Le succès fut complet pour la mère et l'enfant. La mère qui était phthisique, ayant succombé quelques mois plus tard, l'autopsie put être faite, et en septembre 1833, Stoltz présenta le bassin de son opérée à l'Académie de médecine, après avoir lu devant cette compagnie

(1) G. Burckharat. *Essai sur l'accouchement prématuré artificiel employé dans le cas de rétrécissement considérable du bassin;* Strasbourg 1830.

l'histoire d'Ursule P. Un an plus tard, P. Dubois, qui avait été chargé de faire le rapport, se déclara partisan des idées de M. Stoltz. La cause de l'accouchement prématuré artificiel était définitivement gagnée en France, grâce aux efforts et à l'infatigable énergie de l'accoucheur de Strasbourg. A partir de ce moment le revirement d'opinion fut complet ou à peu près, et de tous côtés surgirent des travaux sur cette nouvelle et importante question. Disons tout de suite que Velpeau (1), dans le traité complet d'accouchement, qu'il fit paraître en 1835, s'attribua l'honneur d'avoir fait en France le premier accouchement artificiel ; mais Stoltz dans son mémoire réduit la prétention de Velpeau à sa juste valeur.

En 1844, Lacour (1) fit l'historique complet de cette question. A ce moment, huit accouchements prématurés artificiels avaient été faits en France, les deux premiers par Stoltz (1831-1833) le troisième par Villeneuve (de Marseille (1836) le quatrième et le cinqquième par Stoltz (1838) le sixième par P. Dubois (1840). La même année, Nichet faisait le septième à Lyon, et en 1842 Stoltz renouvelait cette opération pour la cinquième fois. On le voit, l'obstination avec laquelle l'accouchement prématuré artificiel avait été rejeté, paraissait maintenant redoubler le zèle des accoucheurs français. De toutes parts étaient publiés des travaux sur ce sujet, on présentait de nouveaux

(1) Velpeau : *traité complet de l'art des accouchements*, Paris 1835

(1) A. Lacour. *Recherches historiques et critiques sur la provocation et l'accouchement prématuré.*

appareils et de nouvelles méthodes; cette opération entrait, en un mot, dans le domaine de la science.

Nous bornerons là ces quelques considérations historiques sur cette question, pour reprendre en 1840, époque à laquelle Nichet fit la première opération, à Lyon, l'histoire locale de l'accouchement prématuré artificiel et nous ferons cette étude de la manière suivante: Dans un premier paragraphe nous examinerons à quelles indications ont obéi les praticiens lyonnais; en deuxième lieu nous étudierons quels procédés ont été employés et quels sont ceux qui ont été présentés par des accoucheurs lyonnais. Nous terminerons par l'examen des résultats obtenus. Avant de clore ces vues générales sur l'historique de la question, nous ajouterons un dernier mot pour dire que la sanction religieuse est venue s'ajouter à la sanction générale, que la pratique avait fait donner à l'accouchement prématuré artificiel. C'est à un accoucheur italien Aurélio Finizio, de Naples, que nous devons d'être fixés sur ce point. En 1849, le Docteur Finizio eut à Naples un succès complet, dans la provocation d'un accouchement à sept mois. Se voyant en butte aux attaques passionnées de la presse, il s'adresse au Cardinal-Archevêque de Naples, pour savoir ce que disaient les lois ecclésiastiques à ce sujet, et reçut quelques jours plus tard, la réponse suivante, de la sacrée Pénitencerie du St-Siège :

« Sacra pœnitentiera, maturè perpensis expositis « quæstionibus, respondendum censuit, prout res- « pondet :

« Ad primum ; etc.

« Ad secundum: si intelligatur partus immaturus qui « prœvenit ordinarium naturæ cursum, ita tamen ut « fœtus eam maturitatem assecutus fuerit, in lucem « editus vivere possit, *affirmativè*.

Datum Romæ etc, Card. Castracano m. p.

§ II. — Examen des indications qu'ont eu à remplir les accoucheurs lyonnais dans la provocation artificielle de l'accouchement.

Nous avons dit que le premier accouchement prématuré artificiel fait à Lyon, avait été provoqué en 1840 par Nichet, et que c'était le septième cas enregistré dans la pratique française. L'indication à remplir était la suivante : faire passer la tête d'un fœtus viable à travers un bassin atteint d'*étroitesse générale*, et dont tous les diamètres sont rétrécis de 2 centimètres 8 millimètres (1 pouce).

L'observation, rédigée par Nichet, fut publiée par Stoltz en 1843 dans la *Gazette médicale de Strasbourg*; elle présente plusieurs points intéressants ; nous pensons qu'elle doit être donnée avec ses détails, non-seulement parce que c'est la première, mais aussi parce qu'elle présente certaines particularités qui doivent fixer l'attention.

Euphrasie Escalon, âgée de vingt-deux ans, porte au col et

aux aines des cicatrices scrophuleuses. Elle a subi à l'âge de dix-huit ans l'amputation d'une jambe pour des ulcères scrophuleux. Elle se présenta à l'hospice de la Charité le 18 août 1840, se disant enceinte de sept mois. Son entrée est motivée par une chute, qu'elle a faite quelques jours avant, et qui lui a inspiré des craintes pour la vie de son enfant et pour la sienne.

Cette fille est primipare. Elle fait dater la conception d'une époque fixe, qui nous donne, jusqu'à celle où nous sommes, sept mois et six jours. La hauteur du fond de l'utérus confime la vérité de son rapport. L'exiguité de la taille, qui n'est que de 1 mètre 39 centimètres 5 millimètres ou 4 pieds 3 pouces 6 lignes, fait naître en nous des doutes sur la largeur convenable du bassin, et nous reconnaissons aisément par le toucher vaginal un rétrécissement sacro-pubien.

Voici le résultat de l'examen qui en fut fait avec mes confrères les docteurs Imbert et Polinière.

Mensuration externe : du pubis à la base du sacrum, 16 centimètres 3 millimètres (6 pouces); d'une épine iliaque antérieure et supérieure à l'autre, 25 centimètres (9 pouces 3 lignes); d'une épine iliaque postérieure au grand trochanter du côté opposé, 25 centimètres (9 pouces 3 lignes); du milieu de la crête iliaque à la tubérosité sciatique du même côté, 16 centimètres 3 millimètres (6 pouces); d'une tubérosité sciatique à l'autre, 8 centimètres (3 pouces).

Mensuration intra-pelvienne : le doigt indicateur arrive facilement sur l'angle sacro-vertébral. De cet angle à la commissure supérieure de la vulve on trouve 9 centimètres 5 millimètres (3 pouces 6 lignes).

De cet examen nous concluons que le bassin est régulier, mais rétréci d'environ 2 centimètres 6 millimètres (1 pouce) dans tous ses diamètres, et que la difficulté que l'enfant éprouvera à neuf mois pour le franchir, peut être prévenue par l'accouchement prématuré artificiel.

Le 19 août, à 7 heures du soir, nous introduisons, au moyen d'une pince à polypes, une éponge *préparée à la ficelle*, formant un cône de 4 centimètres de longueur sur 1 centimètre de largeur à sa base. A neuf heures, pouls dur, large, peau moite, quelques douleurs de reins. A dix heures, douleurs abdominales légères.

Le 20, à quatre heures du matin, les douleurs ont cessé. L'éponge est alors retirée et remplacée par une autre un peu plus épaisse. A six heures, douleurs de reins très fortes. Pouls dur, face rouge, lèvres sèches, soif. A huit heures, la seconde éponge fut remplacée par une troisième plus longue encore et ayant 2 centimètres d'épaisseur à sa base. A onze heures, les douleurs de reins sont très vives, et dans l'après-midi de véritables contractions se déclarent et le col s'efface. A onze heures de la nuit le col étant complétement dilaté, l'éponge qui avait glissé entre les membranes et la face interne de l'utérus, est retirée. Elle a 7 centimètres (2 pouces 6 lignes) de diamètre dans tous les sens. Les vraies douleurs sont parfaitement établies.

Le 21, à six heures du matin, l'orifice offre 2 centimètres de dilatation, les membranes commencent à bomber. A neuf heures, vomissements, chaleur, fréquence du pouls, douleurs vives. A onze heures, la poche des eaux est formée.

A deux heures, expulsion du fœtus en deuxième position du sommet. Enfant mâle qui jette aussitôt des cris. Longueur totale 41 centimètres (15 pouces); diamètre de la tête : occipito-mentonnier, 11 centimètres (4 pouces 1 ligne); occipito-frontal, 9 centimètres 5 millimètres (3 pouces 6 lignes); bipariétal, 7 centimètres 5 millimètres (2 pouces 9 lignes); occipito-bregmatique, 8 centimètres 5 millimètres (3 pouces 1 ligne).

La délivrance se fit spontanément, six minutes après l'expulsion de l'enfant.

La mère refusa d'allaiter son enfant. Vu le manque de nourrices, nous fûmes forcé de le confier à une femme âgée et dont le lait était vieux. La succion s'est bien opérée, mais malgré la quantité assez grande de lait qu'il avalait, l'enfant n'a pas cessé de maigrir jusqu'au dixième jour où il mourut.

Quant à la mère, les suites de couches ont été des plus simples. Les tranchées qu'elle éprouva le premier jour furent calmées par une potion opiacée. La fièvre de lait fut très modérée. Euphrasie Escalon sortit de l'hospice le douzième jour de ses couches parfaitement rétablie, et est restée depuis bien portante.

Le cas de cette femme présentait donc à noter : la primiparité; un bassin généralement et régulièrement rétréci; cette étroitesse générale avait été reconnue, quoiqu'on eut été fondé à croire qu'il s'agissait d'un bassin rachitique; l'amputation d'une jambe ne paraissait pas avoir eu d'influence sur la conformation du bassin; l'éponge ficelée avait aussi bien réussi chez cette primipare que chez une multipare; le succès avait été parfait pour la mère et pour l'enfant.

Le succès obtenu par Nichet devait être bientôt suivi de beaucoup d'autres, et la provocation artificielle de l'accouchement était sur le point de donner de brillants résultats dans la pratique lyonnaise. Depuis ce moment, en effet, l'accouchement prématuré artificiel a été provoqué un grand nombre de fois. Nous avons pu retrouver grâce à la bienveillance de ceux qui l'ont pratiqué, et de M. Bouchacourt en particulier, soixante observations d'accouchement prématuré artificiel.

Nous estimons que, depuis 1840, les médecins l'ont

provoqué de cent à cent dix fois. Voici comment sont réparties les soixante observations que nous avons retrouvées : vingt et une sont dues à M. le professeur Bouchacourt, et tirées soit de la clinique obstétricale, soit de la pratique civile. Une fois l'accouchement fut fait avec M. le docteur Lavirotte, une fois avec M. Paul Meynet, une troisième fois avec M. Berne, une quatrième avec M. Marduel et une autre fois avec M. Chassagny. Deux des observations les plus intéressantes ont été publiées par les docteurs Bourland et Chavanne. Treize observations sont dues à M. le professeur Berne; l'une d'entre elles a été publiée par M. Horand, aujourd'hui chirurgien-major de l'Antiquaille. Nous devons à M. Delore, professeur-adjoint, cinq observations : l'une d'entr'elles a été publiée par M. Icard. Trois appartiennent à M. Laroyenne, chargé de cours, quatre à M. Fochier, chirurgien-major de la Charité; onze à M. Chassagny, une fois avec M. Bouchacourt; nous avons pu retrouver celle de Richard de Nancy et une de Valette; un autre fut fait à la Croix-Rousse par M. Gignoux et l'observation publiée par M. Mollière, aujourd'hui chirurgien-major de l'Hôtel-Dieu.

Voyons quelles étaient les indications à remplir dans les soixante cas dont il s'agit. Trente-huit fois la mère était affectée de *rétrécissement du bassin.* Nous dirons, au sujet des rétrécissements, qu'il est souvent arrivé à M. le professeur Bouchacourt de décliner la responsabilité de l'accouchement prématuré, c'est-à-dire d'engager à s'en rapporter aux ressources de la nature, et qu'il a été satisfait de cette détermination ; généralement, à Lyon, un bassin présentant moins de 8 centimètres 3/4 est seul considéré comme indiquant la provocation artificielle de l'accouchement ; M. Bouchacourt pense même que cette limite n'est pas toujours une indication formelle ; elle dépend surtout des présomptions que l'on peut avoir sur le volume de la tête de l'enfant ; et au sujet de ce volume, nous rappellerons la recommandation générale que fait M. Delore, à propos de la provocation de l'accouchement, quelle qu'en soit l'indication; c'est de s'assurer aussi exactement que possible de la date de la grossesse, la femme pouvant, volontairement ou non, induire en erreur sur cette date. C'est ce qui arriva à ce professeur ; une femme affectée de rétrécissement, et probablement instruite par une personne de l'art, lui fit faire, à six mois de grossesse, un accouchement artificiel, en se disant enceinte de sept mois et demi.

Ajoutons à ce sujet que M. Delore est fortement opposé à l'accouchement prématuré artificiel provoqué à 6 mois et conseillé par Hubert ; nous pensons, en effet, que dans ce cas, ce n'est pas un accouchement, mais un avortement provoqué.

L'*éclampsie* a motivé huit fois l'intervention obstétricale. MM. Laroyenne et Fochier ont eu plusieurs cas de ce genre. « On a eu recours à l'accouchement artificiel dans les cas d'éclampsie à sept et huit mois de grossesse, et même au terme de celle-ci, c'est-à-dire pour des malades ayant des attaques avant le travail. M. Laroyenne est d'avis d'employer les moyens les moins douloureux, pour ne pas déterminer de nouvelles attaques, provoquées par ces divers moyens, et pour lui, l'instrument de Tarnier réalise le mieux ces conditions ; son introduction à cette époque de la grossesse est toujours facile. Le double ballon de Chassagny, qui aurait les mêmes avantages pour la provocation des douleurs, rendrait, à cause du ballon vaginal, ces dernières trop accusées, et elles pourraient déterminer l'explosion d'attaques éclamptiques.

M. Laroyenne, après avoir appliqué ce procédé, combiné à la chloroformisation, huit fois à la maternité de la Charité et trois fois au dehors, le considère comme la thérapeutique la plus innocente de l'éclampsie, lorsque le travail n'est pas commencé. Le temps écoulé depuis le moment de l'application de l'appareil jusqu'à celui de l'expulsion du fœtus, ne dépasse pas vingt-quatre heures et souvent ne l'atteint pas. Chez une malade de MM. Lacour et Marduel, arrivée vers la fin de sa grossesse et primipare, l'enfant mort, fut expulsé quatorze heures après l'application de l'ampoule de Tarnier. Il y avait eu une crise avant l'accouchement, il n'en reparut pas d'autres dès que l'utérus fut débarrassé. Chez une autre malade l'appareil Tarnier détermina l'accouchement au bout de 18 heures, et une deuxième crise parut encore se produire après la délivrance. La mère se rétablit. » (Communication de M. Laroyenne).

M. Fochier emploie, en pareille circonstance, une couronne de sondes, pour activerdavantage le travail. Il a eu mis jusqu'à cinq sondes, qui toutes décollaient les membranes dans une certaine étendue. Dans un cas, il eut un enfant vivant et la mère mourut le quatrième jour, après avoir éprouvé quelques accidents septiques légers; les crises avaient cessé.

Dans un cas d'éclampsie, M. Chassagny, assisté de MM. Ogier, Noack, et Laure, en présence d'attaques très-violentes, le double ballon ne produisant pas une dilatation assez rapide, fut obligé de débrider le col et M. Laure amena par la version un enfant mort. La mère se rétablit.

Nous possédons cinq cas d'intervention pour *vomissements incoercibles*. Un de ces cas eut lieu à l'hôpital de la Croix-Rousse, dans le service de M. Gignoux et fut publié par M. Mollière. M. Marduel, chargé intérimairement du service, avait déjà posé auparavant la question d'intervention.

Deux fois l'intervention a été nécessitée par *l'insertion vicieuse du placenta.* Ces deux cas appartiennent à M. Chassagny. Le travail se termina toujours rapidement. Dans un cas, qui lui est commun avec le docteur Neyret, à la suite d'une hémorrhagie considérable, la femme succomba subitement sous les yeux de M. Chassagny.

Dans un cas de *mort habituelle de l'enfant* à 8 mois, M. Chassagny eut un enfant mort ; il est vrai que les mouvements de l'enfant avaient cessé lorsque la provocation de l'accouchement fut commencée, M. Bouchacourt insiste dans ses cours sur cette indication qui lui paraît des plus nettes.

Le *volume excessif de la tête du fœtus*, constaté dans des grossesses précédentes, a amené M. Chassagny à provoquer une fois l'accouchement à 8 mois. Présentation transversale, version; enfant volumineux, paraissant à terme. Les suites de couches ont été heureuses.

Dans un cas de *maladie organique du cœur*, Valette provoqua l'accouchement au moyen de l'éponge; l'enfant vint vivant, l'état de la mère fut, après l'accouchement, aussi satisfaisant que le permettait sa lésion cardiaque

M. Chassagny a provoqué une fois l'accouchement sur une *mère moribonde* ; il eut dans ce cas un enfant vivant, et la mère, qui ne tarda pas à succomber, éprouva cependant une amélioration notable après l'accouchement.

M. Bourland a publié un cas de M. Bouchacourt concernant une femme en proie à une *dyspnée intense,* due à un *épanchement dans les séreuses pleurales et péricardiques* avec *œdème généralisé,* le tout compliqué d'un *érysipèle de la face;* l'enfant, nourri au biberon, ne vécut pas, mais la mère guérit complètement.

Telles sont les causes qui ont fait intervenir les accoucheurs lyonnais dans les cas que nous venons de citer. M. Bouchacourt a eu 19 cas de rétrécissement, un cas de vomissements incoercibles et un cas de maladie grave de la mère. M. Berne, 13 cas de rétrécisment. M. Delore, 4 cas de rétrécissement, un d'éclampsie, et un de vomissements incoercibles, dont nous n'avons pas l'observation détaillée; à ce sujet, ce professeur fait remarquer que, dans ce cas, on doit être très-prudent dans la provocation de l'accouchement et s'assurer que les vomissements tiennent bien à la grossesse. Ces trois accoucheurs ont plusieurs fois provoqué l'accouchement jusqu'à 3 fois sur la même femme. A M. Laroyenne reviennent trois cas d'éclampsie et un certain nombre d'autres cas semblables dont nous ne possédons pas l'observation détaillée, Trois observations de M. Fochier sont relatives, deux à l'éclampsie, une à des vomissements incoercibles. M. Chassagny a provoqué l'accouchement pour quatre rétrécissements, deux insertions vicieuses du placenta, un cas d'éclampsie, une fois pour mort habituelle du fœtus à 8 mois et une fois pour volume excessif de la tête. L'observation de M. Gignoux, recueillie par M. Mollière, se rapporte à un cas de vomissements incoercibles; celle de Valette à un cas de maladie organique du cœur, et celle de Richard, de Nancy, fait avec M. Colrat, à un cas de rétrécissement que Nichet avait reconnu avant le mariage, et pour lequel il avait prévu une intervention obstétricale pour l'avenir.

§ III. — Examen des procédés employés dans la pratique lyonnaise pour la provocation artificielle de l'accouchement.

Disons d'abord que trois appareils destinés à provoquer l'accouchement ont une origine lyonnaise. Nous ne ferons que mentionner celui de M. Chassagny, il est trop connu pour que nous en donnions la description. Nous dirons seulement que cet accoucheur se propose de joindre à l'avenir la chloroformisation à l'emploi de son procédé. On sait que son appareil provoque des douleurs extrêmement fortes ; c'est dans le but d'obvier à cet inconvénient que sera introduite cette modification dans la méthode opératoire. De plus, M. Chassagny, à la suite d'un accouchement prématuré artificiel, pour vicieuse insertion du placenta, ayant remarqué que le ballon supérieur avait perforé le gâteau placentaire, propose, en pareil cas, de frayer une voie avec le doigt, au ballon supérieur, en décollant le placenta sur une petite étendue.

Un autre appareil d'origine lyonnaise est celui du docteur Contamin, ancien chef de clinique obstétricale de la Faculté. Une sonde creuse, suffisamment résistante, coiffée d'une membrane souple et élastique, un condom, par exemple, liée à ses deux bouts fait tous les frais de cet appareil.

L'auteur le présente avec les conclusions suivantes: 1° Il s'improvise partout; 2° Il s'introduit comme une sonde; 3° Il se dilate comme l'appareil Tarnier.

Plus récemment, le docteur Poullet a inventé un appareil, composé d'une longue canule de seringue à injection utérine, à l'extrémité de laquelle il adapte et fixe une ampoule en caoutchouc, qu'on trouve facilement dans le commerce, et qui, avec l'eau chaude, se gonfle non à volonté, mais plus que l'appareil Tarnier, de telle sorte qu'on peut la gonfler graduellement, à mesure que le col se dilate, et l'expose ainsi à tomber dans le vagin.

A cette canule, le docteur Poullet vient d'adjoindre une sonde fixée à l'extrémité supérieure de la canule, près de l'ampoule; la canule lui servant de tuteur, cette sonde est introduite avec l'appareil et permet de faire des lavages antiseptiques; ajoutons que l'ampoule, pendant l'introduction, se plisse sur la canule et ne gêne en rien l'introduction de celle-ci.

Ces deux appareils ont été employés avec succès par leurs auteurs.

Les accoucheurs lyonnais ont employé un peu toutes les méthodes dans la provocation artificielle de l'accouchement. Les douches de Kiwisch ont été très employées; mais la lenteur avec laquelle elles agissent, leur ont fait préférer d'autres moyens. On a eu des insuccès; ainsi Valette injecta douze cents litres d'eau sans succès, et fut obligé de recourir à un autre procédé; on a signalé aussi des cas de mort, que M. Delore attribue à l'entrée, dans les sinus utérins, d'eau mélangée d'air; on a eu des traumatismes, la méthode est donc septique par excellence; il est vrai qu'on emploie aujourd'hui de l'eau phéniquée.

Malgré ces inconvénients M. le professeur Bouchacourt pense qu'on ne doit pas tout à fait la bannir ; il veut qu'on l'emploie comme méthode préparatoire; que l'on fasse précéder, par exemple, l'application du procédé de Krause qu'il préfère, par une ou deux douches de 10 à 15 litres, et ce professeur s'appuie sur cette idée, que l'on doit, dans la provocation de l'accouchement, user des procédés les plus doux et imiter la nature autant que faire se peut; c'est-à-dire que, suivant les paroles de Ritgen, l'Art ne doit communiquer à la nature qu'une très-faible impulsion et lui laisser faire presque tous les frais de l'accouchement.

L'éponge préparée fut employée à Lyon vers les premiers temps, où l'on provoqua l'accouchement. Nichet l'adopta, Stoltz préconisait d'ailleurs ce procédé, qui n'est guère employé de nos jours. L'appareil Chassagny est toujours employé par son auteur et aussi par quelques autres praticiens ; une fois, à la clinique obstétricale, ce procédé dut prendre la place de celui de l'éponge préparée ; il a toujours donné des résultats très-rapides.

L'appareil Tarnier qui est très employé a donné de bons résultats entre les mains de plusieurs praticiens. M. Delore ne se contente pas de lui faire franchir l'orifice interne, il le pousse encore plus haut, de façon à décoller les membranes et le gonfle ensuite ; on comprend facilement que son action n'en est que plus efficace. Nous avons déjà dit que M. Fochier introduisait jusqu'à cinq sondes dans le col, de façon à décoller les membranes sur un plus grand nombre de points, et provoquer ainsi un travail plus rapide. Le cas de Richard, de Nancy, est un des rares exemples de perforation des membranes.

Tels sont les procédés qui sont ou ont été employés dans la pratique lyonnaise.

§ IV. — **Résultats**

Soixante femmes, par divers procédés, et dans le but de remplir diverses indications, ont été accouchées prématurément et artificiellement : onze ont succombé; trois à l'éclampsie; une autre à une maladie aiguë des bronches, et huit des suites de couches, sans que leur mort puisse être imputée à une cause connue. Sur ces huit, six avaient été accouchées à l'aide des douches. Mortalité des mères, 30 o/o. Trente-deux enfants ont succombé, soit 50,8 o/o. Des deux côtés la différence est énorme, si on compare la mortalité dans l'accouchement prématuré naturel et dans l'accouchement prématuré artificiel; cependant « ce dernier ne doit pas être plus dangereux pour la mère que l'accouchement prématuré naturel ; il faut attribuer les dangers à l'imperfection des procédés. » Telle est l'opinion qu'émet le docteur Poullet et dont il accepte la paternité, sans que nous puissions affirmer que plusieurs de nos maîtres voudraient le partager avec lui.

3464. — Impr. A. Waltener et Cie, 14, rue Bellecordière, Lyon.

www.ingramcontent.com/pod-product-compliance
Ingram Content Group UK Ltd.
Pitfield, Milton Keynes, MK11 3LW, UK
UKHW021202220726
13924UKWH00003B/1272

9 782019 661823